JN066301

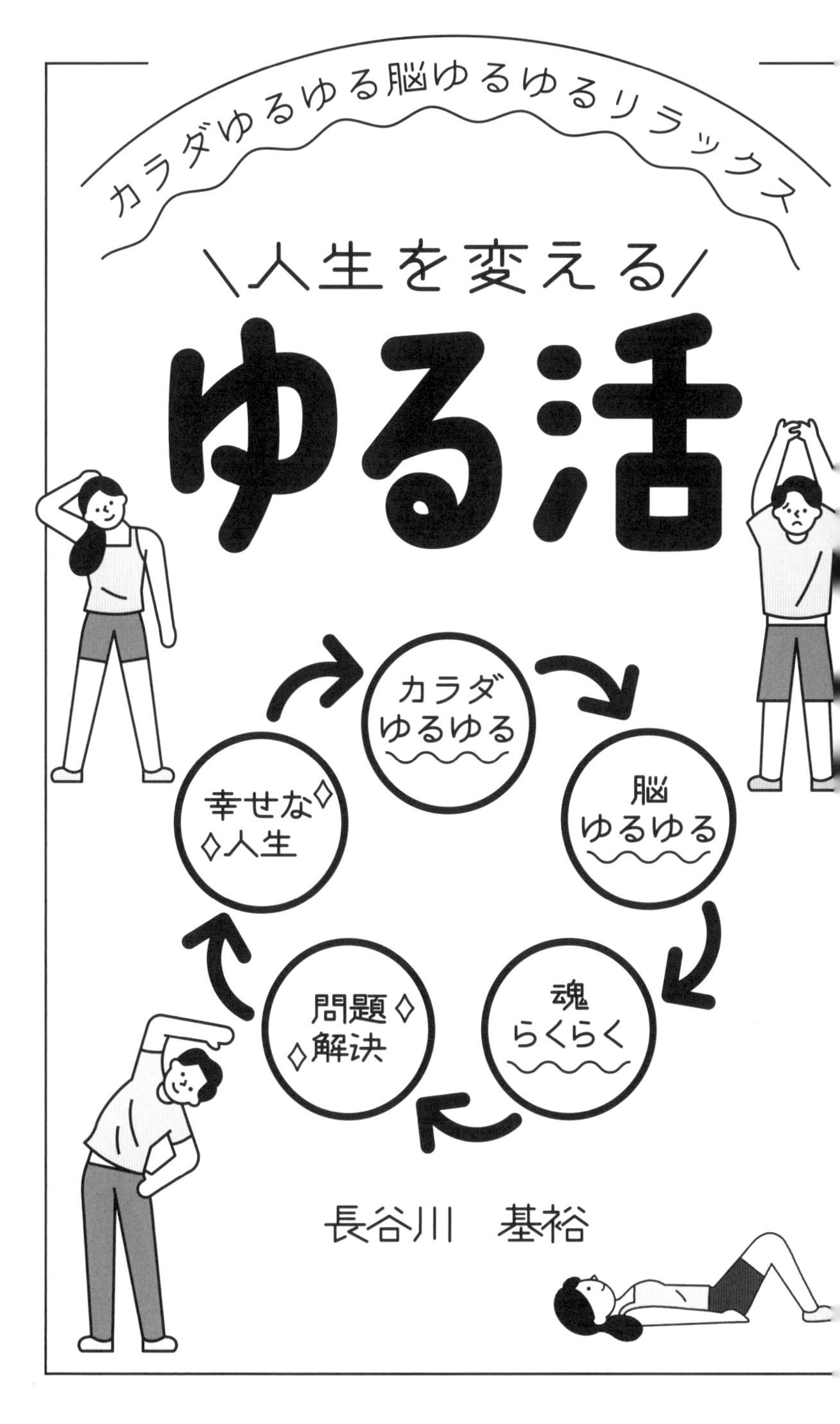
カラダゆるゆる脳ゆるゆるリラックス
人生を変える
ゆる活
カラダ
ゆるゆる
脳
ゆるゆる
魂
らくらく
問題
解決
幸せな
人生
長谷川　基裕

まえがき

本書をお手に取っていただきありがとうございます。

私は国家資格を持っているわけでもなく。専門的な解剖学を学んだわけでもありません。

ただ、ひとつ言えることは、単なる知識ではなく、自らが実践の上体験し、感じ取って得た答えに真実があるのではないかということです。

体験、経験したところからしか、真実は見えてこないと思っています。

今回、それらの経験を通して、「緩める」ことの大切さを本書で特にみなさまにお伝えしたいという思いで書かせていただきました。


人は、脳から緩めていくことは大変むずかしいものです。

座禅を組んだり、瞑想をしたり、イメージトレーニング等、心を鎮めていくための方法はいろいろとあります。

しかし、そんな大変なことをする前に「身体を緩める」ことで、脳もリラックスをしていくことができる、それを知っていただきたいと思います。

身体を緩めることで、脳が緩みます。

すると緊張が解け、気持ちも変わります。

身体が固くなっているときは、必ず心も固くなっています。

しかし、身体を緩めていくことで、脳が緩みます。すると考え方も変わっていきます。

それによって周りの人への対応、物事への捉え方も緩やかに変化していきます。

まさに、緩むことの連鎖です。

初めは小さな水の流れが、やがて大河へと続いていくように、身体を緩めることで、人生までも変わっていきます。

私は、これまで自分の病、人生に起きた苦難等様々な経験をしてまいりました。

たくさんの先人との出会いの場で学び、研究、実践もしてきました。

そして、ここにきて、まさに私の最高の師となる人々との出会いがありました。

さらなる、自分の体験の積み重ねで「緩めること」こそ、人生が大きく変わっていくという答えをみつけました。


現代人は、みな身体が固くなっています。そしてそれが脳を固くして、人間関係、家族の関係、仕事のなかで問題をつくることになります。

身体を緩めることで人生を豊かにすることは可能です。

そのことを、ぜひ、みなさまに知っていただき、健康、幸せへの道案内になればこんなうれしいことはありません。


最後の章で、緩めることとの大切さを教えてくれました二人の師との出会いで体得しましたことを詳しく述べております。

本書が、みなさまの健康を豊かにし、人生を豊かにする、一助になれれば幸いです。

なお、体験談等一部の記載は、前著『あなたの悩みそのすべてが意識の投影』から抜粋しております。

ゆる活　目次

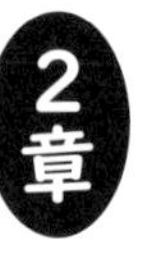

心と身体の関係

3章 一つの法則

4章 BMBバランス療法 ……… 85

5章 施術の極意 ……… 91

6章 体感を通じた理解 ……… 103

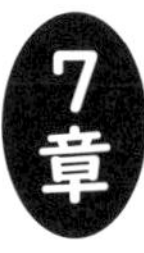

病が教えてくれたこと

1章

劇症肝炎が自然に治る

かつて建築関係の仕事をしていた私が、健康ということ、身体、脳、意識ということに興味や関心を持つきっかけとなった出来事が、肝炎という病気です。夕方になると微熱が出る日が何日も続きました。体のダルサも日に日に増していきました。

血液検査の結果、即入院することになりました。そして、入院直後から一気に数値が上がってしまいました。

今でも、身体のけだるさで一晩中うなっていたことを覚えています。診断は劇症肝炎のレベルです。

劇症肝炎は急性の肝炎の中でもやっかいな病です。肝細胞の破壊が急激に進み、肝臓の機能が維持できなくなり、黄疸の進行、肝性脳症や腹水など肝不全状態が現れるというものです。非常に危険な病気で、発症した人の70〜80%の人が死亡するとされています。

後日、家族から「お父さん、実は生死の境にいたのよ。あの晩、数値に変化が無ければ死を覚悟しなければならないと、家族が呼ばれたのよ」と言われました。


山場とされた夜を過ぎ、数値は奇跡的に変動していきました。

このとき病院で与えられた薬は、肝臓に良い、肝油のような物だったようです。入院中、食事はとくに制限されるわけでもなく、腎臓病で入院されている方がうらやむほどの食事が出てきました。

最初は普通のウイルス性の肝炎と思われていましたが、検査をしていく中で、C型肝炎のウイルスも見つかりました。

医師は「インターフェロンを投与しなければならない」と言います。

しかし、副作用の心配があります。インターフェロンを打たないにしたことはない、という思いで、私は民間療法も試してみることにしました。民間療法といっても、母親が勧める飲料（黒やきスープ）を飲み、コンニャクシップ（コンニャクを温めビワの葉にくるんで患部に当てる）を毎日続けました。

しばらくは検査等で慌ただしく過ぎましたが、自分自身では、本当にインターフェロンを打たなければならないのだろうか？　そんな感覚の日々でしたが、病院での規則正しい生活もあって日に日に元気になっていきました。数値も安定してきたので、インターフェロンを打つのは一度退院して「時期を改めて再入院して治療しよう」ということになりました。インターフェロンを打つと39度くらいの熱が出てある意味看病が必要となるため通院ではなく入院してということになります。

退院するにあたり、状態を確認するため血液検査を受けました。結果を聞くと、医師が小首をかしげているのです。

「どうしたのですか」

「ウイルスがなくなっています」

驚いたことにC型肝炎の原因であるウイルスが私の体内から消えていたのです。

「念のため、精密検査を受けてください」その結果が出るまで一カ月くらいかかりました。一カ月後、検査結果を聞きに医師のもとに行くと、やはりウイルスは消えてしまっていたのです。「もう通わなくても良いし薬も必要ありません」

病院と薬から解放され、心からの喜びを感じることができました。

以来、三十二年経ちましたが、その間、肝臓のことで病院に行ったことはありません。

ウイルスはなぜ消えたのか

肝臓を患って死のふちまで行ったはずなのに、加えてC型肝炎ウイルスがみつかったのに自然に快復していた。このような不思議な経験をした私は、このことについて、大いに興味を持つことになりました。

なぜ、ウイルスが消えたのか?

現代科学ではとても説明がつかない現象でしょうが、自分なりに経緯を振り返って考えてみると、どういうわけか、生死にかかわる重い病気にかかったという実感に乏しく、肝臓に関する余分な知識もなかったことが幸いしたのか、肝炎という病気に対しての恐怖心や不安が、あまりなかったような気がしたのです。恐れおののくとか、C型肝炎を何が何でも治さなければならない、という感覚が、なぜか、自分の中に不思議となかったのです。焦りも、いらだちも無かった。肝炎で死ぬことになるのが運命ということなら、それはそれで仕方が無い、という感覚です。要するに、下駄を預けた感じです。自分でもなぜそういう気持ちになれたかは分かりません。

このことが、かえってよかったのではないか。そう感じました。がん患者に医師が余命宣告をすると、急にガタガタときてしまうことがあるそうです。私も「インターフェロンを打たなければならない」と医師から言われたとき、動揺し落ち込んでいたら、ウイルスはそのまま存在したのではないか、という気がしてならなかったのです。しかし、これで終わりではありませんでした。今度は同じような体験を腰痛ですることになるのです。

激しい腰痛に襲われて

生還を果たしたものの、苦労の絶えない生活が待ち構えていました。仕事では得意先が倒産してしまう。夜逃げされる。お金を持ち逃げされる、職人の離脱、家庭内では、親兄弟の確執に悩みました。劇症肝炎を患ってから十年ほど経ったころ、腰からつま先まで下半身が痺れるようになり、激しい痛みに襲われました。やがて十秒間すらまともに立っていられないほど酷い状態になったのです。このままでは仕事どころか、日常生活もままならない。どうにかならないか、と病院や治療院を回ったのですが、何だろう？　と思いました。

ある病院では「注射をしましょうか」あるクリニックでは「牽引しましょう」あるいは「電気マッサージをしましょう」

しかも通った病院すべて違う診断と治療です。医療機関だけでなく、有名だと言われている整体やマッサージも何軒か行きました。こちらも同じように、どこに行っても、痛みのある患部を何とかしよう、という対症療法的な施術を行うのです。中には違った施術アプローチをした施術もありましたが、どのようなことをしても、一向に状態が改善しません。治療を終わり駐車場に行くまでに元の状態に戻ってしまうような状況でした。

「脊柱管狭窄症（せきちゅうかんきょうさくしょう）」という診断

治すどころか、当初は腰痛の原因さえ判然としなかったのですが、最後に訪れた病院で「脊柱管狭窄症」という診断が下りました。

今はよく聞くようになりましたが。当時は聞きなれない言葉でしたから、どのような状態なのか調べてみました。

脊柱管は、背骨や椎間板、関節、黄色靭帯などで囲まれたトンネルのような構造になっていて、ここを神経が通っています。加齢にともない、背骨が変形したり、長年、肉体を酷使した労働を行ったりすることで、椎間板が膨らんだり、黄色靭帯が厚くなったりすると、神経の通る脊柱管が狭くなってしまい、神経が圧迫を受け、神経の血流が低下します。

これが原因となって起きる、とされるのが脊柱管狭窄症です。（詳細はご自身で調べてみて下さい）

間欠性跛行（かんけつせいはこう）で１００ｍ歩くのに何度も止まり、しゃがみこまないといけない状態や、10秒と直立で立っていられない等、日常生活に支障があるような場合手術が選択されることがあります。

私も医師から手術を勧められました。

手術で治る確率を聞くと、「50％」と言われました。

「１００％治る」と太鼓判を押されていれば受けたでしょうが、治るか治らないか半々というのでは受ける気持ちになれません。

私は手術を受けず、リハビリテーションを行うことを選びました。電気治療を受けたり、ウォーターベッドを利用したりしましたが、症状は一向に良くなりません。

その後もできるだけ評判の良い整体を探して試しましたが、思うような効果はありませんでした。

「執着をとれ」

何か良い手立てはないものか、思案していたのですが、ある時、突然、声が聞こえてきました。（あやしい世界と言われそうですが、現実そう聞こえたのですから誰が何と言われようと自分の中では真実です）

もしあやしいと疑って無視していたら後の体験を得ることはなかったと思います。

「執着だよ」

「執着を取るんだよとにかく」

この言葉について考えました。「執着」というのは、もともとは仏教の言葉で、事物に固執し、とらわれることであり、修行の妨げとなる心の働きのことです。

自分の「執着」とは何か？

よくよく考えた結果、自分の中に、誰かに治してもらおうという意識があることに気づきました。医者に治してもらおう。ダメだったら、他の医者に治してもらおう。医者がダメなら整体師に治してもらおうという他者依存。

そして痛みに対する執着。

思い当たることもありました。以前、肝炎を患ったときには、なぜか分かりませんが、執着が無かったということを思い出したのです。これでダメなら仕方が無い、というあきらめとも違う、穏やかな精神状態でいられたのです。

しかし、今度の腰痛では、何とか治そうとジタバタしている。しかも、誰かに治してもらおうと懸命にあちこち訪ね歩いている。

脊柱管狭窄症を招いたのは誰でもない自分自身にほかなりません。それを誰かに治してもらおうとしている。このことが、そもそもの間違いなのではないか。自分で招いたことであれば、自分で解決するべきではないのか。自分の中に答えを求めることが大切なのではないか。このように気持ちが変化していきました。想い方の方向転換です。

自分に問いかけて答えを見つけてみよう。

そう考えて、病院にも治療院にも行くのを止めました。ここまで来て治らないなら、自分自身で治すことに挑戦してみよう、と考えたのです。

人間の潜在能力

他者への依存を止めたのは、それはよいのですが、想っているだけでは先に進みません。行動に移さなければ、何かしなければ、改善もありません。何か手はないか。

こういう病気になるということは、肉体的なことでもあるかもしれないが、もっと深いところに原因があるのではないか。

こういう直観もありました。

以前に、私は潜在能力の使い方について三年間ほど学んだことがありました。

たとえば、意識と無意識の連関性を研究され、その理論に基づいたカウンセリングで2万人以上の人を成功に導いた実績を持たれるメンタリストがいます。この方が創始された「真可能性科学」は「人間の脳は6％程度しか使っていない」「親から遺伝する固定的DNA情報は10％程度にすぎない」ということに着目して、人間の未開発の能力の活用や効果的なDNA情報の書き換えによる「潜在能力の開発」を探究し、到達した統合的学問です。

1日3箱吸っていたタバコをやめるのに苦労していた私は、見事にやめられましたし、胸を上げる大胸筋アップに取り組んだ時も見事にアップすることが出来ました。しかし、当時は「おもしろい」というだけでした。こんなことができるのか、という驚きです。いわば自慢の道具でしかなかったのです。

当時は深く追求していこうという気持ちが、あまりなかったのも事実ですが、今まで色々試してきて、あちこちで言われています脳の在り方、書き換えのヒントがあります。

人は生かされている

人間は素晴らしい潜在能力を持つ。

たとえば、何かをしようと意識しても、無意識がしたくない、と思えば、知らないうちにブレーキがかかり、結局やらずに終わる。

潜在意識には、普段は忘れている記憶、忘れたい記憶が刻まれている。

意識しなくても、これらが行動や考え方に影響を及ぼしている。

これを活用しない手はない。

そういう思いになり、もう一度、そういった本を紐解いてみることにしました。

潜在能力に関連する様々な本を改めて紐解いてみて、目に入ってきた言葉がありました。

それは「ありがとう」という感謝の言葉でした。

たとえば、ハワイに「ホ・オポノポノ」という言葉があります。この言葉を唱えることで、家族や個人が癒されることで知られる言葉です。

「どの記憶が問題を引き起こしているのか」と自らの記憶に問いかけてから、「ありがとう」「ごめんなさい」「許してください」「愛しています」の言葉を繰り返すという方法です。

また、がんを患った人が、「ありがとう」という気持ちを持っただけで、手術をせずに治った、という話を聞きました。これを聞いた時、ふと、自分の体に「ありがとう」と思っているだろうか。知らず知らず傲慢な気持ちになっていなかっただろうか。「こんなに痛くしてどういうつもりだ」怒りを向けていないだろうか、と自問しました。

そして、こう気づきました。

人間は自分の力で生きているのではない。生かされているのだ。

食べ物や空気を含め、この世にあるものは、全て与えられたものです。人はあらゆるものを与えられることで、生かされている存在です。大いなる目に見えない力のお蔭で動いている。

「自分独りで生きている」「身体は自分自身のものだ」

このような考え方はとんでもない誤解であり傲慢です。

自分は生かされている。身体は与えられたもの。

そう思えてこそ、自分を取り巻くすべてのことに感謝できるはずです。

表面的に「ありがとう」と口にするだけではなく、自分に対しても他人に対しても存在するものすべてに「すべてにありがとう」だ、と。

痛む腰への感謝

「マタイによる福音書」によれば、イエス・キリストは「誰かがあなたの右の頬を打つなら、左の頬をも向けなさい」と語ったそうです。

そして、たとえ誰かに足を踏まれても、「ありがとう」と言おう。人間は生まれてから、いろいろな罪を背負って生きている。それが一つ消えたと思えば、楽になれる。

そういう教えがあります。

今はこのようなことができない自分であるなら、できないなりに、そこに向かって自分を高めていくことは必要だろう、と考えました。

まずは、とにかく自分で自分のことを褒めてみることにしました。「素敵だね」「よい笑顔だね」「ありがとう」と。つまり言霊(ことだま)です。

とくに患部の腰に対しては、痛いながらもどうにか動けている。痛いながら、食事もとれる。そういう意味で「ありがとう」と感謝する。そう決めたのです。

腰に対して「ありがとう」と感謝する、と言いましたが、さらにいえば、痛みをつくってしまった自分がここに厳然と存在しているわけです。自分の腰の痛みは誰がつくったわけでもありません。全部自分がつくったものです。「生かされている」という考え方を推し進めると、自分の肉体はレンタルしたものだということになります。もしレンタルした物を壊したら修理をする。こういう観点から「ありがとう」という気持ちを持つとともに「壊してしまいました。ごめんなさい」という気持ちを持つことにしました。

目に飛び込んできた「笑顔」

潜在能力について調べる中で、もう一つ目に留まったことがあります。「笑顔」です。

ふと「これは自分にとって一番苦手なことではないか」という考えが浮かびました。

当時、写真を撮られるのが大嫌いでした。一つのコンプレックスです。「笑顔」という言葉が目に飛び込んでくるのも、潜在意識からのメッセージだろう、と受け取りました。

そして、このことにチャレンジしようと思い、鏡に向かい笑顔になる練習を始めたのです。

すべてのことに感謝をして「ありがとう」と言うなら、自然に穏やかな笑顔になるはずです。

そして私は、三つのことを意識して生活をしてみることにしました。

「ありがとう」と言う。

「ごめんなさい」と謝る。

笑顔をつくる。

この三つを徹底してみることにしたのです。

一般的にありがとうにしても笑顔にしても他人に向けて使われることがほとんどです。

自分に向けて行う。これがキーワードなのです。

笑顔に苦労する

「ありがとう」と言う。

「ごめんなさい」と謝る。

簡単なようで、やればやるほどその奥深さがわかってきます。実際にやってみられると分かります。

私の場合は、笑顔が難しかったのです。

鏡に向かい、笑顔の練習を始めたのですが、意識して笑顔をつくろうとしても、なかなかうまくいきません。笑顔をつくるなど簡単ではないか、と思われるかもしれません。鏡に映る自分の顔を真正面から見据えて、ジッと目をみて笑顔になる。ただこれだけのことですが、真剣にやろうとすると容易ではありません。

鏡に映った自分の顔をじっと見つめる。するとどうなるか、不思議と見つめ続けることができず、つい目をそらしてしまうのです。

自分が笑顔をつくるのが苦手なことを改めて意識させられました。あるいは笑みを忘れる生活をしてきたため、体調を崩すことになったということかもしれません。

笑顔が苦手になったことには思い当たるフシもありました。一時期、建築内装工事の仕事をしていましたが、携わる人の多くが元暴走族だったこともあり、きつい顔をしないとやっていけませんでした。それ以上に、工事現場では、気の緩みが大きな事故にもつながりかねません。このような厳しい現場で長く働いているうち、いつの間にか、常に厳しい表情でいるようになっていたのです。

つい感情的になってしまうことも、一つの要因になったと思います。

また、本を読んだり、人から話を聞いたり、良いことを学んだとき、ただ「ありがたい」と受け止めればよいのに、誰も知らないような知識を身につけた自分を誇らしく思ってしまい、「こんなことを知った俺はすごい」という感覚になってしまう。つまり天狗になるのです。まさに自我そのものです。

このように自信が悪い方に出ると、ますます目つきが強く、鋭くなります。

自然と視線が攻撃的になってしまう。これでは、いわば相手に向かって目から矢が飛んでいくようなものです。
改めて鏡で自分自身の視線に相対して、このようなことを思い知らされたのでした。

自然な笑顔の作り方

私に限らず、笑顔をつくることを苦手とされる方は少なくないようです。試していただくと、「見られない」「恥ずかしい」という方がとても多いのです。とくに男性の中には、「鏡をあまり見ない」という方が少なくありません。女性は「鏡はよく見ます」と言いますが、「鏡を使うのは化粧をする時はみられますよね。ただじっと見つめていますか？」と尋ねると、「そう言われれば自分の目と目を合わすことはほとんどないですね」と言われます。

ここをまずクリアしようということで、自分の目を見つめて笑顔をつくる訓練をしました。

笑顔の作り方について本などで語られているコツは、異口同音、「口角を上げましょう」というものです。

ところが、うまくいかない。口角だけを上げようとしても、ダメなのです。

私が試して効果的だったことは、口角ではなく目の下頬骨のあたりを軽く触れて上に上げる方法でした。試されると分かります。

全く効果がないということではないのですが、折角効果を出すのであればもっと良い方法はないのか？

どこを動かしたら、一番良い笑顔がつくれるのか。いろいろ試しました。

気づいたのが、頬骨のあたりの筋肉を引き上げるようにすると口角は自然と上がり自然な笑顔になることが分かりました。

ポイントは頬骨で、このあたりを動かせば、あとは口を開くだけで笑顔ができる。

このことが分かりました。自然な笑顔ができるようになると、周囲の人から「穏やかになった」と言ってもらえることが多くなりました。

この笑顔も、オーリングテストと筋反射テスト（101〜102、105ページ参照）で実証してみました。鏡の中の自分の目をしっかり見つめたときと、目をそらしたときの違いは明らかです。口角を上げたときの笑顔と頬骨を上げたときの違いも明らかに分かります。ぜひ試してみてください。

自分の肉体はレンタル品

私は毎日必ず鏡を見て、自分の目を見て笑顔をつくる実践をして、この際、次のことを意識しました。

痛みがあっても、少なくとも動けることに感謝する。

痛みをつくってしまったことを謝る。

ニコッと笑って素敵な笑顔だねってほめる。

これを毎日、続けているうちに、あまり意識せず、自然に笑顔をつくれるようになりました。そして、ある日、友人にこう言われたのです。

「目つきが優しくなったな」

「そんなに変わったか」と聞くと、

「間違いなく変わった」

鏡の中の自分を改めてまじまじと見ると、そういえば、雰囲気が変わってきたな、と感じたのです。

私が実践した「八業」です。
一．笑顔づくり
二．誉める
三．あやまる
四．ありがとう
五．認める

六、責めず
七、裁かず
八、恕（じょ）する（すべてのことを受け入れ進歩向上するために努力する）

コツは鏡をみて自分の目と目をしっかり見つめることです。
鏡を見て自分の目をみながら笑顔をつくる。
「素敵な笑顔だね」と言葉に出して誉める。
「借りものの体に傷をつけてしまってゴメンなさい」とあやまる
でも「食事もできるし、立ったり座ったりも出来ることにありがとう」
今ここに存在している自分を認める。
自分も他人もあるがままを認め責めない。裁かない。
思いやりの心で罪や過ちをゆるすという意味です。

自転車はどこに

突然の変化でした。

笑顔をつくる。「ありがとう」と言う。「ごめんなさい」と謝る。３つのことを徹底して行うと決めてから一カ月くらいたったころのことです。あまりに自然であったため、それが起きたことにしばらく自分で気がつかなかったほどです。

どこかに出かけるのに、自転車を使っていました。自転車に乗ることは、歩くよりも痛みが起こりにくく、どうしても運動不足になりがちな脊柱管狭窄症の人にとっては、良い運動になるのです（注：自転車に乗ると逆に痛みが増す人もおられます）。

ある日の夕方、自転車で外出しようと思い、いつも停めている場所に行くと自転車がないのです。もしかして盗難？　家族に聞いても知らないと言います。最後に自転車を使ったのが、いつだったのか、思い返すとその日の昼、近くの郵便局に自転車で出かけて行ったことを思い出しました。
ひょっとすると、行きは自転車に乗り帰りは歩いて帰ってきたのでは、まさか？　郵便局に行って、確かめてみよう。そこにまだあれば、これは間違いなく歩いて帰ってきたことになる。

郵便局まで行ってみることにしました。痛みもなく歩けたのです。郵便局の前に停めていた自転車が目にとび込んできました。やはり自分で気がつかないまま痛みもなく歩けるようになっていたのです。無意識に歩いている自分がそこに存在していたのです。

私が普通に歩いているのを見て、家族は驚きましたが、自分自身でも驚きでした。まさに、ありがとうございます。の世界がそこにありました。そのときの喜びは言葉では言い表せないくらいのものでした。

それからは以前と同じような状態まで回復しました。

痔ろうの手術宣告と意識

しかし、この2年後くらいに、今度は、痔ろうになりました。腰はよくなったのですが、いつの間にか、治ってよかったという感謝や笑顔の大切さを忘れていたのでしょう。昔ながらの傲慢な自分が顔を出したということだと思います。

横になってもズキズキ痛みます。ましてや排便の時は痛みとの戦いです。

痔に良いとされる色々なものも使ってみましたが結果は思わしくありません。

「来月、手術をしなければ治らない」と医師に宣告されました。

人間はつい横着になります。感謝だと言いながら、心のどこかに忘れがちな自分が存在しています。このときも、腰痛体験を思い出し、もう一度原点を見直し、笑顔、感謝、謝る気持ちを持つことを心がけました。すると、案の定、症状は改善したのです。以来病院とは、おさらばの状態です（もちろん、痔は肉体的には腸が関係しますので、食事や睡眠などにも気をつけることが大切なのは当然です）。

たびたびこのようなことを経験したことで、人間はすごい力を秘めているということに改めて気づかせて頂きました。また、思い方、意識の在り方で結果の出方の違いを学ぶことができた貴重な体験でした。生かされている、ということを再認識した時期でもあります。

また、その持つ意識によって善い結果にも悪い結果にもなることも分かりました。

そして一つの思いが芽生えたのです。

この素晴らしい能力は私一人のものではない。私ができるのであれば、他の人にもできるはずだ。力を持っているのに、発揮する方法を知らないだけだ。できるだけ多くの人にこのことを伝えたい。

そう考えるようになったのです。

また、こうも考えました。人間はこのように素晴らしい力を備えているのに、発揮できないでいるのは、世の中が多過ぎるほどの情報の氾濫の中、かえって真実が見えにくくなっているのではないか。現代人はものを考える時、多種多様の情報に惑わされ、自ら、これはこういうものだ、という知識の枠組みをつくり、知らず知らずのうちに思い込み、刷り込み信じ込みの中ですべてのことを考えている。しかし、真実というものは、本来もっとシンプルなものなのではないか。

こういう疑問が湧いてきたのです。

また身体の変化は、不思議と商売にも人間関係にも影響しました。体調が良くなると、仕事も人間関係もうまくいくようになるのです。

宇宙には法則があり、法則に沿った生き方ができれば、心身とも良い方向へ向かう。

このことは、多くの方が納得できる考え方だと思います。しかし、そうなるという可能性は感じながら、その方法が分らないだけのことではないか、と思うようになったのです。

病に、痛みに苦しんだ自分には、一つの使命があるのではないか。世のため人のため、自分と同じように人間関係や仕事、肉体面、精神面で苦しんでおられる方々の水先案内人として生きるという役割が与えられているのではないか。

このように感じ、その方向へと歩みを進めることを決意しました。

これがＢＭＢバランス療法へとつながり現在活動の中心にしています「立腰体操」と鑑定「魂の遺伝子コード」へとつながっていくことになります。

人生の方向性を変えて決定づける重要なものでした。その前に、心と体の関係について詳しく述べておきたいと思います。

世の中にはすばらしい先生方が発信される情報や考えが山程あります。どうか多くを学びぜひ答えを自分で探してください。浅学な私が経験し体験したことはほんの一にぎりの小さな教えかもしれませんが、答えを見付ける一筋の光になれば幸いです。

脳の在り方使い方を変える前の私は、気が短く直ぐ感情的になっていました。

特に運転中は……。

恥を話しますと、信号待ちで前車が信号が青になっても走りださないとイライラしたり渋滞にイライラしたり今のあおりではないですが、自分の前に割り込まれるとついクラクションを鳴らしたり、そのままおっかけたり、信号無視の車をみたりするとイライラしたり……。
ストレス一杯だったのでしょう。

身体がやわらかくなり動けるようになると思考が変わると言われますが、後述の「立腰体操」を行うようになって、また、「魂の遺伝子コード」での自分の役割が分かり納得したことで、明らかに思い方、脳の在り方、使い方が変化してきたようです。

今では信号待ちも渋滞でもゆったりできますし、イライラすることがほとんどなくなりました。

2章

心と身体の関係

笑いの効用

さらに、気付いたことがあります。自分の力で出来ていると思っていたことが、実は、自分を応援してくれている見えない力のお蔭であり、生かされている、という実感を得たことです。

シンプルな本質に到達するまで、いろいろな知識も役立ったといえます。そのいくつかをご紹介しておきましょう。

まずは笑顔の効用についてです。

「病は気から」という言葉があるように、昔の人は、意識と心、身体の健康との深い関係に気づいていたはずです。最近になり、ようやく精神的ストレスが体に及ぼす大きな影響のことが分かってきました。同時に「笑い」が持つ驚くべき効用も次々に明らかになっています。

最近の研究で、笑うと善玉の物質が体内で大量に生産され、体中に流れ出し、免疫細胞を活性化することが分かっています。逆に、悲しみやストレスは免疫細胞の働きを鈍くして、免疫力も低下します。ほかにも、笑いは様々なプラスの効果をもたらします。笑うことで、脳が刺激され、記憶力がアップするといいます。また、脳波のうちアルファ波が増え、脳がリラックスし、脳に流れる血液量が増して働きが活発になります。笑うと、心拍数や血圧が上がり、呼吸が活発になり、酸素の消費量が増えます。腹筋、横隔膜 肋間筋、顔の表情筋などが動き、活性化されます。笑うと脳内ホルモンであるエンドルフィンが分泌されます。エンドルフィンは幸福感をもたらす物質で、モルヒネ以上の鎮静作用があります。

作り笑顔でも効果

不思議なことに、心から笑うだけでなく、作り笑顔だけでも身体への効果があることが分かってきました。アメリカのカンザス大学のタラ・クラフト教授らの実験研究で、ストレスを感じたあと、笑顔や作り笑顔になることで、心拍数が下がることが判明しています。

１６９人の大学生を対象に、笑っていないグループ、箸をくわえて笑顔を作ったグループ、本当に笑っているグループの３つに分け、ストレスを与える作業をさせるというかたちで実施されました。その結果、笑っていないグループと比較して、笑っていたグループは作業をしている間のストレスが少なく、ネガティブな感情も抱きにくいということが判明したということです。また、本物の笑顔のグループは、作業中の心拍数も低いことが分かりました。より効果的なのは、当然作り笑いより本物の笑顔作りに努力する方が良いに決まっています。

笑いと免疫

医学的・科学的にも、笑顔と免疫力に関係があることも分かってきました。たとえば、がん細胞に対する働きも知られてきており、がんの免疫療法に、落語を鑑賞するなどの試みがあるほどです。若くて健康な人の身体の中でも、一日に３０００～５０００個ものがん細胞が発生していると考えられています。全員ががんになるわけではないのは、これらのがん細胞や体内に侵入するウイルスなど、身体に悪い影響を及ぼす物を退治してくれるリンパ球の一種であるナチュラルキラー（ＮＫ）細胞などの免疫細胞のおかげです。この働きが活発であれば、がんや感染症にかかりにくくなります。免疫細胞を活発にさせるのが、笑いなのです。

免疫細胞の働き

笑顔には自然治癒力を高める効果があるとされます。自然治癒力には「自己再生機能」と「自己防衛機能」があります。「自己再生機能」は、外傷などを負ったときに、治す機能のことです。「自己防衛機能」は生体の外部から侵入してくるウイルスや細菌、体内でできるがん細胞などと闘う免疫のことです。

私たちを取り巻く環境には、ウイルス、細菌、カビなど多くの微生物があります。こうした病原体は常に身体の中に侵入しています。それでも病気にならないのは、敵から身体を守る免疫があるからです。

一度感染症に罹り、治ったら罹りにくくなるのは、免疫記憶と呼ばれる仕組みです。

自然治癒力

最近の健康ブームのなか、『自然治癒力』ということがよく語られるようになっていますが、はるか昔、医学の源流とされる古代ギリシャのヒポクラテスは、身体自体に不調を治す働きがあると指摘しています。また、病気は失われたバランスを身体が取り戻そうとしている状態なのだと述べ、この働きの有無が生きているものと生きていないものを区別する、とも述べています。

医聖とされるヒポクラテスは「自然こそが最良の医者である」としたのです。これに従えば、医者の役目は、身体が持つ自然に治癒しようとする働きを助けることになります。

つまり、身体の働きをよく観察し、治癒の妨げになっているものを取り除くだけで良い、ということになります。

医者が治す、施術者が治すのではなく、目にみえない力を借りて自らが努力していく過程に自然治癒力が働いてくれることになるのではないでしょうか。

日本の莫大な医療費

この医学の源流から外れているのが日本の現状といえるかもしれません。日本の医療費の総額は増え続けており、厚生労働省が発表した医療費の実態は。約43兆円に達しています。

　これだけ増えているのは、高齢化が進んでいるためであり、もう一つは、医療技術の進歩にともない、高額の治療費が増えているためです。さらにいえば、あまりに安易に受診する人が少なくないということも上げられるでしょう。私は何も現代医学を全否定しようというのではありません。ときには必要な治療もあります。しかし、少し風邪気味になったり、ちょっと不調を訴えたりすると「医者に行ったら」という言葉をよく耳にします。少し疲れがとれないくらいで、医療機関を受診するような姿勢には疑問を感じざるを得ません。そこからは、自分自身でどうにかするという主体的な気持ちが感じられないからです。

対症療法の限界

　西洋医学の流れをくむ現代医学は、まず診断し、検査をして、病名をつけ、医薬

からだは最高の
遊び道具！

品の処方や手術を行うという方法をとります。薬で症状を抑え込んだり、原因となっているとされる身体の部分を除去したり、つまり、症状の緩和が目的となっています。これを対症療法といいます。しかし、病気を癒し、健康を取り戻すには、十分に休養をとり、栄養をとり、精神をリラックスさせて、身体が備えている自然治癒力が動くようにすることが肝心です。熱があれば冷やしたり、胃もたれがあれば胃薬を飲んだりするように、症状を和らげて苦痛を軽くするための対処療法に対して、病気の原因そのものを除くのが「原因療法」と言います。

ニューソートという運動

気持ちを明るく保つことで運命が開けるとする「ニューソート」というアメリカが起源の運動があります。禁欲を説いたカルヴァン主義への反発として一九世紀に生まれた運動です。この運動はフィニアス・クインビーという心理療法家の治療方法がもとになっています。クインビーは、精神や心の変容を通じて癒しを経験する能力が人間にはある、とする考え方をとりました。この運動は「ポジティブ・シンキング」という言葉を通して普及していきました。アメリカ人の価値観や成功哲学自己啓発のルーツの一つとされています。

ジョセフ・マーフィーの法則

成功哲学で知られる人物の一人にジョセフ・マーフィーがいます。潜在意識を利用することによって自らや周りの人さえも成功、幸福へと導く「潜在意識の法則」を提唱したのが、アイルランド出身で、アメリカで活動した宗教者、ジョセフ・マーフィーです。マーフィーは悪性腫瘍を患い、「潜在意識への呼びかけ」による心理的療法で完治した経験から潜在意識の力を知ることになります。自己啓発の分野で有名なジョセフ・マーフィーは潜在意識を用いて望みを叶える「マーフィーの法則」を提唱しました。「あなたの人生はあなたの心に思い描いた通りになる」という法則を「ゴールデンルール」と呼びます。

マーフィー博士が考え出したのが、潜在意識を活用する理論です。心には理性的レベル（意識的）と非理性的レベル（潜在意識的）という二つのレベルがある。目的を明確に意識して潜在意識にインプットすると、本人が意識しないところで動き出す。習慣的に考えることは潜在意識の中に沈み、良いことを考えれば良いことが生じ、悪いことを考えれば悪いことが起こる。こういう心の動きを説いています。

「潜在意識活用の六つの原則」として次のことをあげています。

一・絶対に恥ずかしがってはいけない
二・言葉は肯定的にしなさい
三・つねに現在進行形で語ること
四・よい想像をすること
五・繰り返しなさい

引き寄せの法則

「引き寄せの法則」という言葉を耳にされたことがあるかもしれません。

成功哲学の分野でよく知られた「引き寄せの法則」とは、「自分で思ったことしか自分には起こらない」というものです。

成功哲学書として有名なナポレオン・ヒルの「思考は現実化する」は「こうなりたい」という情景を具体的に、強くイメージすると、いずれ現実となって目の前に現れるというものです。

世界的なベストセラーとなった「巨富を築く13の条件」という本があります。成功哲学で有名なナポレオン・ヒルが、鉄鋼王のアンドリュー・カーネギーから、成功する秘訣を研究する依頼を受け、発明王エジソンなど五〇〇名もの傑出した人々について研究し、彼らが巨富を築いた秘訣をまとめたものです。成功のイメージを現実のものにしていくためのヒントが述べられています。

十三の条件は次のようなものです。

一・願望
二・信念
三・深層自己説得
四・知識
五・想像力
六・計画
七・決断力
八・忍耐力
九・マスターマインド
一〇・性衝動

十一・潜在意識
十二・頭脳
十三・インスピレーション

九番目にあげられている「マスターマインド」とは、願望や目標を持った人間の集まりのことです。複数の人間の心が調和すると大きな力が発揮できます。

意識したことが現実になる

「思考は現実化する」

意識をしたことは現実になる、ということを口にしているのは、成功哲学の世界の人物だけではありません。

マザーテレサも、同じようなことを意味することを述べています。次のようなものです。

・思考に気をつけなさい
・それはいつか言葉になるから
・言葉に気をつけなさい
・それはいつか行動になるから
・行動に気をつけなさい
・それはいつか習慣になるから
・習慣に気をつけなさい
・それはいつか性格になるから
・性格に気をつけなさい
・それはいつか運命になるから

名言だと思います。

くどいようですが、本を読み、目や耳から情報を入れますが、それで得られるのは知識の一端に過ぎません。知識を得たら、意識的にやってみる。そして継続して実行する中で意識しなくても無意識にできるようになる瞬間が必ず訪れます。それまでやり続けることが最も重要です。

そして最近分かってきたこと、気付いたことは、マーフィーの法則を学んでも成功哲学を学んでも思考の在り方、思考の使い方を間違えると方向は違ってしまうということです。

3章

一つの法則

笑いの効用などについて知るうちに、私は人間の意識の力について考えるようになりました。

意識と無意識

そもそも意識とは何でしょうか。

人間の心の動きには顕在意識と潜在意識があります。顕在意識は自分自身で自覚していること、潜在意識は自分自身で意識していないこと、つまり無意識のことです。

無意識については、精神分析で有名なジークムント・フロイトを初め、様々な人物が探究の対象にしてきました。

深層心理学の理論を簡単にいえば、人間の心（魂）には意識の下層に、さらに深い層が存在している。この層で、無意識的なプロセスが進行しており、日常生活の心理に大きな影響を及ぼしている、というものです。

これも意識の捉え方の一つです。

「意識」の捉え方はほかにもあるはずです。それだけ幅が広く、実態を捉えがたいものともいえます。

「意識は命の根源」という言い方もできます。

意識がなくなれば、悩みも、悩みをもたらしているものも含め、すべてが消え去ります。

意識は失われるときは簡単に失われてしまいます。たとえば、空気がなくなれば、すぐに意識は遠のき、しばらくすれば完全に失われます。意識がなくなれば、終わりです。これは死の世界です。

すべてを解決するのは意識

大切なことは、意識がすべてを決める、と言っても過言ではないと思います。

仏教で、生老病死の四苦、これに愛別離苦（愛する者と別れること）、怨憎会苦（怨み、憎んでいる者に会うこと）、求不得苦（求めるものが得られないこと）、五陰盛苦（人間の肉体と精神が思うままにならないこと）を加えて八苦を「四苦八苦」といいますが、人間誰しも生きていれば、様々な悩みが生まれてくるものです。学生なら学業のこと、社会人なら仕事のこと職場の人間関係、家庭のこと。

これらの悩みを解決できるのは、ほかでもなく、あなた自身の意識です。あなたの目の前にある現実は、すべてあなたが招いたもの、すなわち、あなたの意識の投影です。

幸も不幸も健康も病気も、すべてはあなたの意識の投影です。ですから、幸せになりたかったら、健康になりたかったら、なりたい自分があるのなら、つくられた枠の知識から出て、意識のレベルを上げ、継続実践し、無意識にできるようになればよいということになります。

他人を変えようとする人がいますが、アドバイスは出来ても当事者が変えようと意識し行動しない限り、絶対に変わりません。

量子物理学者の言葉

ある量子物理学者によれば、意識したこと、物、事象が現れているのが、現在の世界であり、三次元の世界で存在しているすべての物は意識がつくったもの、ということです。

すべて意識がつくっているため自分の周りの物事は、すべてその人が意識した物事。意識したことしか現実として現れないのです。

いろいろな現象が起きるのも、意識のなせるわざです。

それを結果だけ見て、その結果をどうにかしようとするから、解決しないのです。

このような例はたくさんあります。

たとえば、風邪をひいたという肉体的な不調があるとします。通常、風邪をひいたから、というようなところに原因を求めますが、これは真の原因ではありません。

さらにずっと突き詰めていくと、実は、ご主人の言動に嫌な思いをした、というようなところに行きつくものです。ご主人に対して不平不満がある。「ありがとう」という感謝の欠如になる。

これらがストレスになり、積もり積もって、身体の不調として現れてきたものなのです。（真相を探っていくとこう言えることも結構多くあります）。

すべてが、意識でできるとすれば、意識が変われば、現実が変わるということになります。意識したものからしか現実は生まれてこない、ともいえるでしょう。

勉強がはかどらない、人間関係がうまくいかない、仕事に行き詰っている、などなどあなたの目の前で起きていることは、あなたの意識の投影なのです。

重要なのは意識を向ける方向

重要なのは意識の方向性です。自分の意識が原因を見ているのか 結果に向かっているのか。ここを考えてください。

例えば「お金持ちになりたい」「成功したい」これは意識が結果という方向にあるということです。肉体的なことで言えば「腰が痛い」「肩が痛い」というとき、「痛みを何とかするため、医者に行かなければならない」となる。

これも意識が結果の方に向かっているということになります。そうではなく、意識を原因に向けてみたらどうなるか。「笑顔」「ありがとう」「ごめんなさい」の３つを心がける。すると不思議と解決する。たいていの場合、こういう方向に意識が向きません。結果ばかりに意識を向けて「どうしてこんなことになったのか」「なぜ痛い目に遭うのか」と、結果である現状にばかり意識を集中してしまう。そして不平不満、怒りでいっぱいになっていると、いつまでも解決しないものです。

１年間病院に通っているけれど、一向に良くならないというようなことが起きてしまう。現実を変えていくには意識を高めること、そして、意識の方向性を正しくすることが必要です。

フリーエネルギーの教え

突き詰めていけば人間を含め、この世界にあるすべてのもの、その元はひとつしかない。これはフリーエネルギー研究家で『一般財団法人テネモス国際環境研究会理事長・故飯島秀行先生』が、教えていることです。

フリーエネルギーは永続を意味します。物質には永続性がなくフリーエネルギーとは呼べません。フリーエネルギーとは物質を継続する元にあるものです。すべてのものは電子の質量、原子のエネルギーから成り立っています。すべてのものは、質量が形を作り、エネルギーを形に入れて物質化したものです。ですから、有限性の世界です。これは結果の世界です。自我の世界です。病気もまたそうです。西洋医学の対処療法は、薬にしても出来上がった結果です。これでなんとか結果を出そうとするから解決しない。原因の世界に戻ってこなければならない。

そして先生はこの世界を「生命とも言う」とされています。

ソマチットという微生物が存在していると言われます。「人間の血液に極微笑な生命体が存在する」という、カナダの『ガストン・ネサン』が立てた仮説です。貝の化石中に古代スマチットを発見したと主張する人もいます。これがすべて動いている。だから波動ともいうわけです。

波動も微生物も生命も実はすべて一緒です。ところが人間は、枠を作って分けてしまった。飯島先生はこれを総称して、釈尊は「空」とした。イエス・キリストは「神」と呼んだと言われます。

私もこれに納得しました。

※私なりに解釈し簡単に述べたことであり、詳細については飯島先生の著者なりを読まれることをお勧めします。

天と地、眞我と自我

ここで、この世界を構成するものの対となる概念を整理してみましょう。それは、次のような相関で捉えられます。

天↑↓地（自分）

原因↑↓結果

無限性↑↓有限性

電子、質量、原子、エネルギー（意識）↑↓形、物質（人間の身体を含む）

眞我の世界↑↓自我の世界

生命、微生物、波動周波数すべてひとつのものです。

もともと私たちの生まれは「天」であり、一人ひとりが天使です。

もともと私たちは「命」そのものです。

扇（三角形）の理論

意識が原因を向いているのか、結果に向いているか、ということを前述しましたが、あなたの心、意識が、どちらの方に向いているのか、このことが重要です。

「眞我・無限・生命エネルギー原因」の方向か、あるいは「自我・有限・物質（肉体）・結果」の方向か、とも言えます。

肉体的な形態が壊れても、意識体は決して壊れない。一人ひとりの肉体が滅びても、残るものがあります。

「眞我」を見つけるには、まずは認めるこ

扇（三角形）の理論

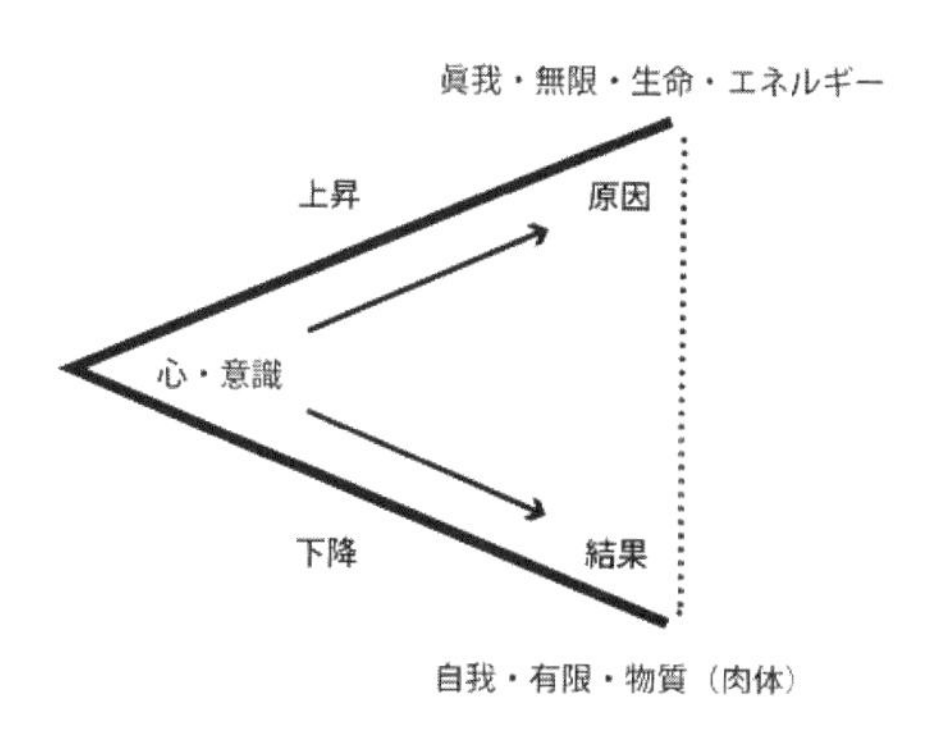

とです。この世界でわれわれは出発し、生かされているということを、しっかり認識しなければなりません。

　認められないのは、知識が邪魔をしているからです。自我の世界で学んだ知識の枠組みが邪魔をしてしまう。「そんなことは聞いたことがない」「そんなバカな」「怪しい」ということになってしまう。認めることが怖い、また、不安ということもあるかと思います。潜在意識は善悪の判断をすることがなく、あるがまま受け止めてしまいます。また、あなたの価値観や認識、性格の正当性を保とうとします。すなわち、判断フィルターを持っており、そのフィルターを抜けたものしか受け入れようとしません。フィルターを開くには、コツをつかめばよいということになります。

一つの法則

幸も不幸も、健康も病気も、物事がうまくいかないのも、すべての原因の源はひとつ。

これが「一つの法則」です。

ところが、世の中のほとんどの方はこの法則に気づかれていません。

学校で教科、科目ごとにものを教えている影響もあるのか、多くの人は、まるで、あらゆるものが別々に存在するように捉えています。そのように錯覚させられ、ものごとを認識し、考えるうえでの枠を自らつくってしまう。そして、現れてきた結果だけを見て、これを何とか解決しようとしている。いつの間にか、このような思考にさせられているのです。

このことに気づき、意識の転換を心がけることが大切です。

自分に溜まったごみ

日々生活する中で、私たちは無意識のうちに行っている行為がたくさんあります。たとえば、台所の排水が悪くなれば、ごみを取り除く。床にホコリが溜まれば、掃除をする。道路の側溝にごみが溜まれば、清掃をする。物を洗う。掃除する。これらの行為をとくに意識せず、当たり前のように行うはずです。

ところが、自分のこととなると、なぜ受け身になってしまうのでしょうか。どこかが悪くなると、薬を求めたり、病院に行ったり、整体師に頼ったり、マッサージを受けたりする。自分自身の中に溜まった「ごみ」は自分で取り除こうとしない。誰かに取り除いてもらおうとする。

述べたように、すべてのものがひとつであるなら、台所や道路の側溝と同じように、自分自身の身体のごみも自分自身で取り除く気持ちになれるはずです。

水は高きから低きに

私たちが生存する地球には重力がありますから、たとえば水はつねに高いところから、低いところへ流れます。

「水路にごみが溜まり、水があふれたらどうしますか」と聞くと、

「どぶさらいをします」と言う。

「どこを掃除しますか」と聞くと、

「マスに溜まったごみをとります」

マスは人間でいえば、身体です。もっとも上流にあるのが、魂です。中流にあるのは心です。

薬には副作用があります。一種の「毒物」です。薬の「毒」、あるいは人類が人為的につくりだした多種多様の化学物質にも「毒性」があります。

怒り、恨み、妬み、不安、恐れ、執着、相手を責める、裁く。こういった悪想念

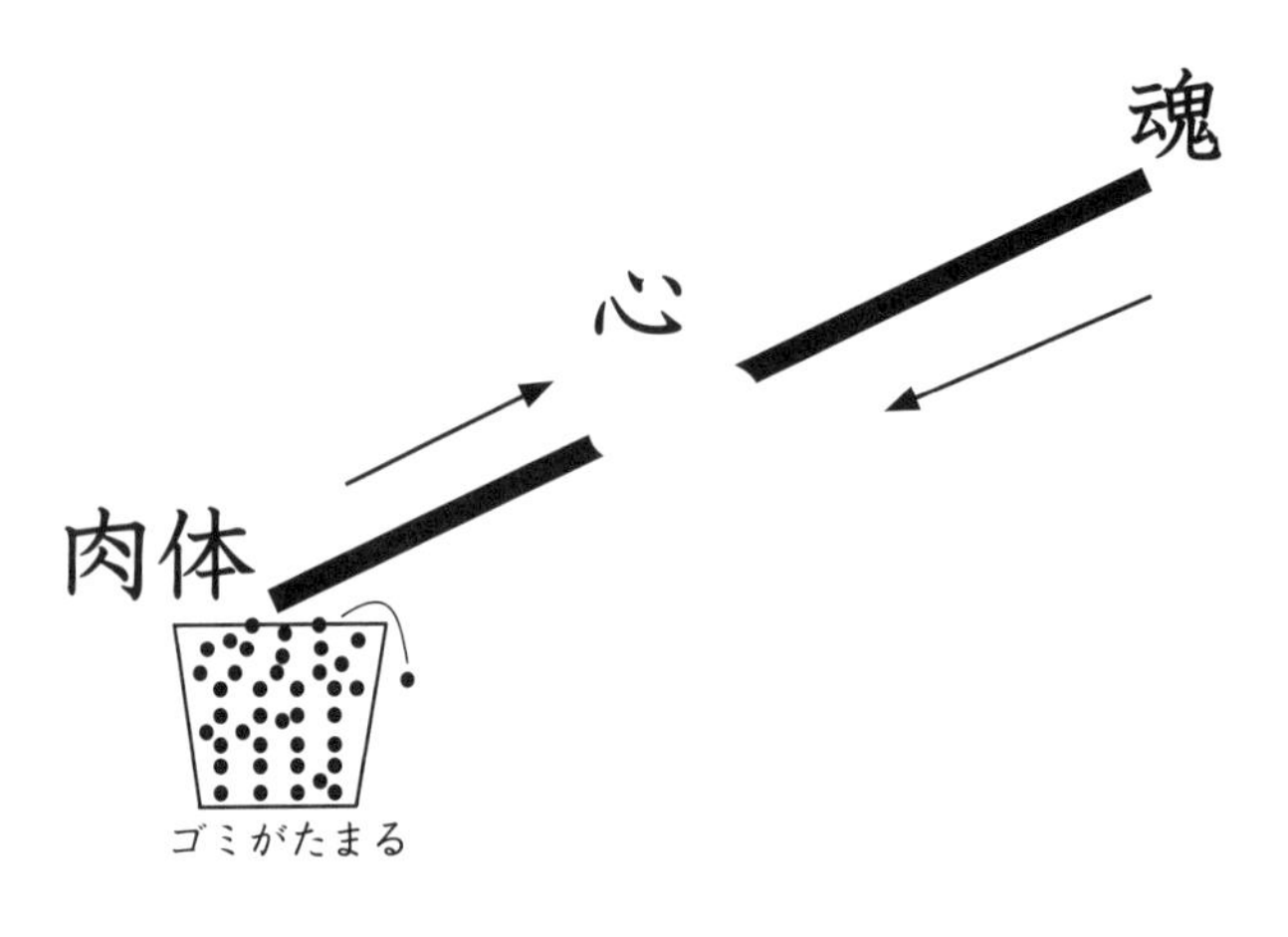

も「毒」です。

これらの「毒」も、流れにのり、低いほう、低いほうへと流れ、ついにはマスに溜まります。どんどん溜まれば、排水がきかなくなってくる。下流に「毒」＝ごみが溜まり、それでもどんどん水が流れこんでくれば、ついにはオーバーフローしてしまいます。そして上流に向かって逆流を始めます。

このような状態になると、身体に様々な影響が出てきます。痛み、こりなどの症状として現れるのです。

心の面にも影響が及びます。つまり、心の部分のほうへ、「毒」＝ごみが逆流するのです。

心はころころ変わり、嘘をつく

このようにして、症状が現れるのです。症状は身体の発する注意信号、危険信号ともいえます。

ところが、痛みやこりが出てくると、ほとんどの人は、不快な状態をどうにかしたいと薬をのみ、病院に行き検査や治療を受け、整体やマッサージに頼る。精神的に影響が出ると、何とかしようとスピリチュアルとかヒーリングとか、様々な方法で一所懸命に癒そうとする。救いを求める（全てがダメと言っているのではありません）。

ひとつ、問題があります。

心というのは、ころころ変わります。また心は平気で嘘を言います。

ころころ変わり、嘘を言うような心にアプローチして、果たして改善するのか、ということです（無駄ということを言っているのではありませんので誤解なきように）。

それよりも、まずやるべきことは、身体に溜まったごみを取り除くことです。それから、上から清浄な水を流す。そのほうが早い。

前述しましたように、水は高いところから低いところへ流れます。上流でごみを流せば、流れて行き、やがて溜まる。溜まり過ぎれば、オーバーフローして、逆流を始める。

医者は「心が病んでいます」と言って、どうにかしようとするかもしれません。しかし、心はころころ変わるものですし、嘘をつく。ここにいくらアプローチしても、よくなるわけがない。

それより、ドブでつまっているものを取り除けば、流れるようになるのです。上からきれいな水を流す。そうすれば、オーバーフローして心の部分まで逆流してしまったごみも、下の部分（身体）をきれいにすれば、自然とまた流れ出します。

このことは私自身が身をもって経験し、体感を通して納得する結果が得られたことで証明ができることになりました。

身体、とくに背中を緩めてあげる楽にしてあげると顔色が変わり、表情も穏やかになり、自然体の笑顔になられる方がたくさんおられます。

意識の投影

私のサロンには、肩こりや腰痛に困っている方、身体でなく、精神的に病んでいる方、学びを深めたい方が訪ねてこられます。

痛みを例にとると、原因は、たとえば、首の骨が回っているから、圧迫されているから、という単一的なものではなく、魂の部分、想いの部分、自分では気がつかない無意識の中に本当の原因があることが多くあります。

私はこのような考え方から、精神や身体に現れることは、すべて「意識の投影されたもの」と捉えます（もちろん、原因が他にもあることもあります）。

意識が変わらなければ、どのようなことを知ったとしても何も起きないし、何も変わらない。

これが私の経験、体験から出た確固たる信念です。施術においても、真の原因となっている意識のあり方、方向性を探し肉体に出ている結果と共に一緒に考えていくことを心掛けています。たぶん、このことに薄々気づいている人はいるはずですが、このことをきちんと追求した本はあまりありません。

かつては私自身、より有効な療法はないか、何かヒントを得られるのではないか、と著名人のセミナーや講演会などに足を運びました。しかし、こういう思想に出会えませんでした。むしろ有名な先生に限って、肝心な所はなかなか教えてくれないのが現状です。みなさん、このあたりは漠としている。極端にいえば、「こういう体操をするとよい」「体温を上げるとよい」というノウハウの部分だけです。

そのようなことは分かっています。問題はその奥にあることです。

人間の魂、心、肉体をトータルで見ている人は案外少ないのかもしれません。

よく人間は三位一体で出来ていると言われながら、バラバラに見ている例が多いようです。

もちろん、一つひとつを紐解いていくことも大切なことですが、頭のてっぺんからつま先までつながっていますし、身体という器の中には様々なものがつまり関連性を持っていますので、全体的に意識していくことが大切ではないでしょうか。

真の答えはシンプル

意識しただけでは、状況は変わりません。行動を継続する。その中で得た経験からしか真実はつかめません。知識という「枠」から抜け、執着から離れることが大切です。

知識のある方は、難しい理屈、理論で、人間の身体について、あるいは健康について、立て板に水、滔々と説明します。

しかし、人間は、なかなか理解できないような難しい理屈、理論、原理に基づいたものなのでしょうか。

アルバート・アインシュタインの特殊相対性理念の数式は有名です。

E=mc2

質量に光速の2乗を掛けた値が静止した物体のエネルギー量に等しい。宇宙の原理がこのようなシンプルな式で表わせるのです。

真の答えはつねにシンプルなはずだ。簡単なことの中に真実がある。

これが私の確信です。

子どものように無邪気な心で実践し、継続していくことができるか、このことがカギになります。そこで、私は、実は施術しながら、心の部分にまで同時にアプローチしているのです。ですから、顔色がよくなった。目がぱっちりしたという現象が起きてしまう。それもすべて体感型で行います。身体ですべて証明しながら行うのです。

人間も地球ももとはひとつです。

人間も地球も元はひとつとすれば、どぶ掃除も相対のはずです。どぶ掃除はできて、自分の身体をなぜ掃除できないのか。要するにどぶ掃除を他人任せにしているということです。
川上からきれいな水を流すと川中、川下もきれいになる宇宙の法則を元に、意識の方向性の大切さがあるのです。

記憶は脳だけでなく身体にも記憶されている

様々な捉え方、解釈が可能な意識ですが、ここでは、次のように定義してみましょう。

「無意識」……潜在意識
「有意識」……顕在意識
「非意識」……身体がゆるみ、中心軸に重みを感じる意識、ぶれない意識

記憶は脳だけでなく、身体にも記憶されている。これが私の実感です。
潜在意識は5～6％しか使われていないと言われます。

無意識の中にとんでもないものがあるのではないか。そのうちのわずかでも発揮できれば、すごいことが起きるのではないでしょうか。とすれば、きちんとした意識づけをしないと、また同じようなことを引き込んでしまうことになります。

心は、ころころ変わるものですし、嘘をつくものです。それに対して、身体は嘘を言わない。ころころと変化する心に照準を当てた勉強は身につきにくいのも道理です。

一生懸命に覚えて得た知識も大切なのは分かりますが、もっと大切なのは、身体で覚えること、意識したことを継続して行い身体に沁み込ませることだと思います。日常の中でみなさんが経験し体験されていることです。

BMB バランス療法

4章

ＢＭＢバランス療法

私は、習い覚えた知識を意識的に実践継続して、独自のものにアレンジしました。このとき基本としたのが、笑顔・感謝・誉める・謝る・認める、の五業でした。そして、これまで体験したことをぜひ多くの方に知っていただきたい、という思いを持ち 劇症肝炎で生死の境をさまよい、奇跡的な快復を果たしてから十年後に、『賢幸塾（けんこうじゅく）』を立ち上げました。

さらに、これを発展させて、発足したのが、ＢＭＢバランス療法士会です。

ＢＭＢのＢはブレイン（脳）、Ｍはメンタル（心・精神）Ｂはボディ（身体）を意味します。

人間の身体はバランスで成り立っています。とくに大事なのが、魂、心、体です。この３つのバランスが崩れるといろいろな弊害が出てきます。バランスを整えるには、身体的なアプローチだけではダメ、心だけでもダメです。やはりメンタル、つまり魂、想念、思いの部分にまで触っていかなければならない、ということから、「ＢＭＢバランス療法」と命名しました。

ＢＭＢバランス療法は、脳・心・肉体が発する不調の原因を読み取り、的確に、良い方向へと導くことのできる療法です。

ソフトタッチの効果

ＢＭＢバランス療法において重要な手技が「ソフトタッチ」です。

この療法は、自力健康療法です。３グラムから10グラムのソフトタッチ、つまり「意識圧」で、気の活性化を図ります。

ソフトタッチのもとを辿れば、赤ちゃんへの接し方です。あやすとき、落ち着かせるとき、乱暴に接することはありません。赤ちゃんがぐずると、母親はその背中をやわらかく摩る。すると泣き止む。寝かしつけるときも、やさしく摩る。それによって赤ちゃんは愛情を感じ、ぬくもりを感じて安心して、スヤスヤ眠りにつくことができます。

アトピーの赤ちゃんは親の愛情不足とも言われています。（もちろん愛情いっぱいに育てておられる方が多いですが）やさしくよしよしとなでていくことで、改善したという話はよく聞きます。私は、人間の癒しの原点がここにあると思っています。ソフトタッチは効果的です。母親のやさしさ。これは人間の記憶の奥底に入っているものです。みなさんの記憶の中に残っているはずです。人を癒すための手技もまたソフトであるべきと私は確信しています。

後述します『立腰体操』の中のひとつ、『神触法』に出会えた時、小さい頃の母のやさしさ、ぬくもりを感じた手での「さすり」を思い出しました。

以降は、『神触法』を基本にした施術をメインに行っています。

あらゆるものを成就させる道理

あなたが力を入れれば、相手にも力が入ります。

反対に、あなたが力を抜くと、相手の力も抜けます。

これは仕事、家庭生活、人間関係、勉強、スポーツ、あらゆるものを成就させる道理ともいえます。


現代日本人は無意識のうちに「がんばれ」という言葉を使います。言霊を正しいもの、当たり前のものと捉えてきたので、力を抜くことが大事だと分かっていても、なかなか抜けない。このような方が多い。私もなかなか脱力ができませんが、要は、頭で考えるな、身体を動かせ、ということです。

施術の極意

5章

身体を緩める

現代人は、がんばらなければならない、競争に打ち勝たなければならない、負けてはならない。こういう思いから、つい力が入っているものです。緊張を強いられ続けていると、やがて意識しないでも、力を入れることが常態化しているようになります。身体が力を入れ続けることに慣れてしまい、自分自身で気づかないまま力が入り続けているのです。これが肩こりなど心因的なこりの原因になります。

身体を緩めることを覚えるのはとても大切なことです。このことは身体の状態だけでなく、人としての生き方にも大いに関係します。

意識しないうちに力の入ってしまっている身体を緩める一つの方法は、いったん力を入れた後、ふっと力を抜くのです。言葉ではかんたんですが、いざやってみるとなかなか難しいものです。

抜けたと思って行動しようとすると、またすぐに力が入ってしまいます。力が入ってしまうことがダメなのではなく、そこに気付いていくことが大切なのです。

緩め方が分かれば、どなたでも、自分で自分を癒す力を発揮することができるようになると考えています。

先にも述べましたが、名医はご自身のはずですし、ゴッドハンドはあなた自身のはずです。

頸椎・胸椎・脊椎・腰椎が動かない人がほとんど

緩めるとき、人間の身体の中で一番のキーポイントはどこでしょう。

道理に沿ってセラピー、施術、カウンセリングを行うと、様々な良い副産物をもたらしてくれます。

背中がゆるむと、現代日本人の多くが悩んでいる「肩こり」から解放されます。

腰痛に悩む方も多くいますが、腰も楽になります。

姿勢も目に見えて変化します（正しい姿勢がミトコンドリアを活性化させる要因の一つと言われています）。

さらに目がぱっちりします。

顔色も変化してきます。

呼吸も本来の呼吸に替わります。

これほど様々な変化が起きてくるのです。緩める方法は様々あります。たとえば、体操とか運動とか。しかし、運動にしても体操にしても、大半の方が力が入ったまま行っています。私もそうでした。これでは効果は半減です。

後述の「立腰体操」の『自動詞的アプローチ法』を用いることにより、身体が緩むと脳も緩む現象が起きます。

実体験して分かったことで、正直奥が深く納得しまくりです。

背中の緩みからみるテスト

左右のバランスをみることです。

右から押したときと左から押したときの違いをみると、押してみて動かなかった側に問題点が多くあります。

問題は、大切な背中が緩んでいない方が圧倒的に多いことです。ほとんどの方は、自分ではこんなもんだと思っておられる。

しかし、動いていない。

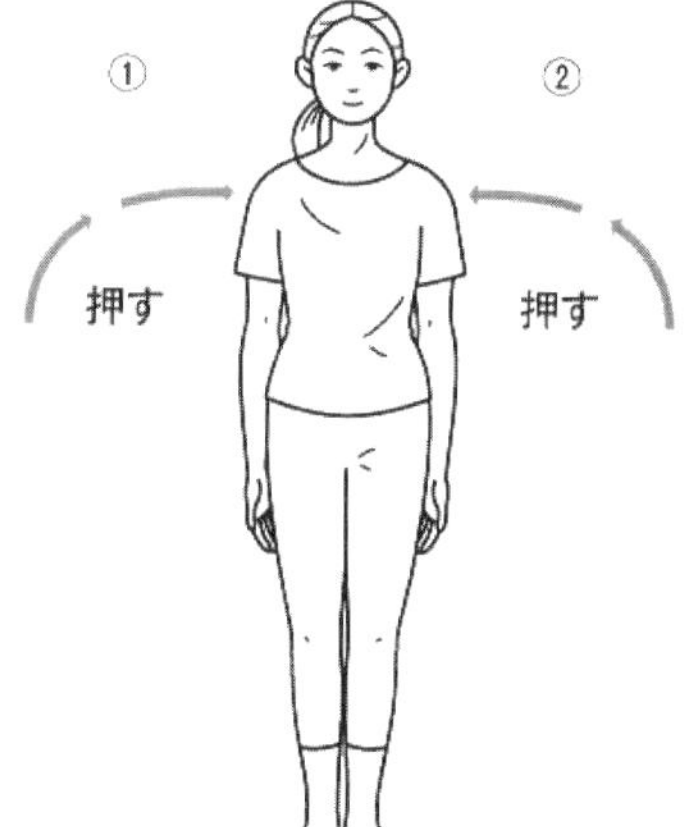

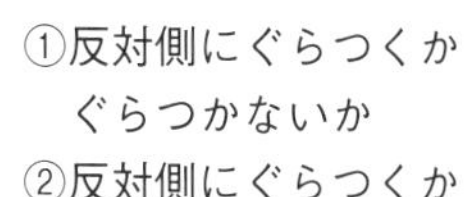

右から左に押してぐらつかない、左から右に押してぐらつく。この場合は右側に問題が出やすい。

背中がやわらかいか固いかを確かめる簡単な方法があります。普通に立っていただいて、腰のあたりを前方に押すのです。

すると前に進みません。進んでもすぐに動かなくなる人がいます。そこでピタッと止まってしまう。後ろの方に押すと後ろには簡単に進みます。（99ページに関連図）

背中を緩めることで、正常な位置より前に行っていた肩が後ろに行きやすくなります。

背中が固まっていると、扉が前へ前へ行ってしまう。これが首のこりをつくったり、頭のこりをつくったりしますし、心因的な要因にもなります。

正常な位置に収まり、先に述べた変化が起きると腰を押すと、不思議と前に簡単に進みます。後ろには行きにくくなります。（99ページ参照）

閉じ込めていた負の感情が解放されることにより、図のような未来に向かって歩き出す。

とらわれていた過去の負の感情から解放されることで、後ろに行きにくくなるものと考えられます。実験してきたほとんどの方でこの現象が現れました。

頭が前に行くと、バランスが崩れ、これを支え続ける筋肉がダメージを受けます。

ですから、まず正しい位置に肩甲骨を持っていくのです。

（肩甲骨と筋骨の分離が出来た状態）

休憩室

「脳幹」
生命維持機能の大元
生命力を生み出す

脳幹の働き

呼吸・血流・体温・ホルモン調整・睡眠・毒素・身体の維持反射・危機回避

ストレスが原因で活動が鈍る
食品添加物
化学物質
運動不足
電磁波
マイナス的思考

首の緊張
肩から背中の緊張

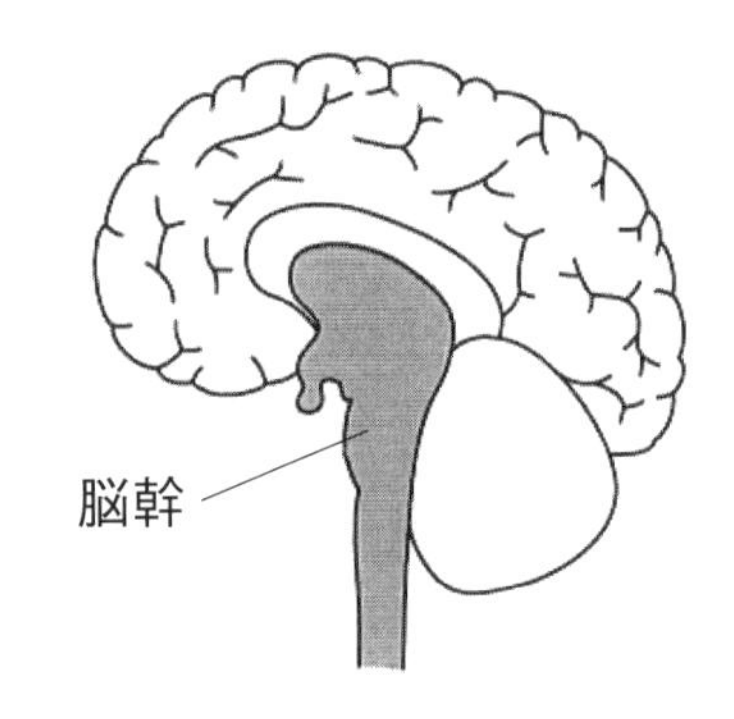

背中を緩めることでの相乗の結果として、脳幹の緊張を緩め、脳幹の働きを良くするのではと考えられます。(目がパッチリし顔色も良くなり表情も明るくなることから推測される)

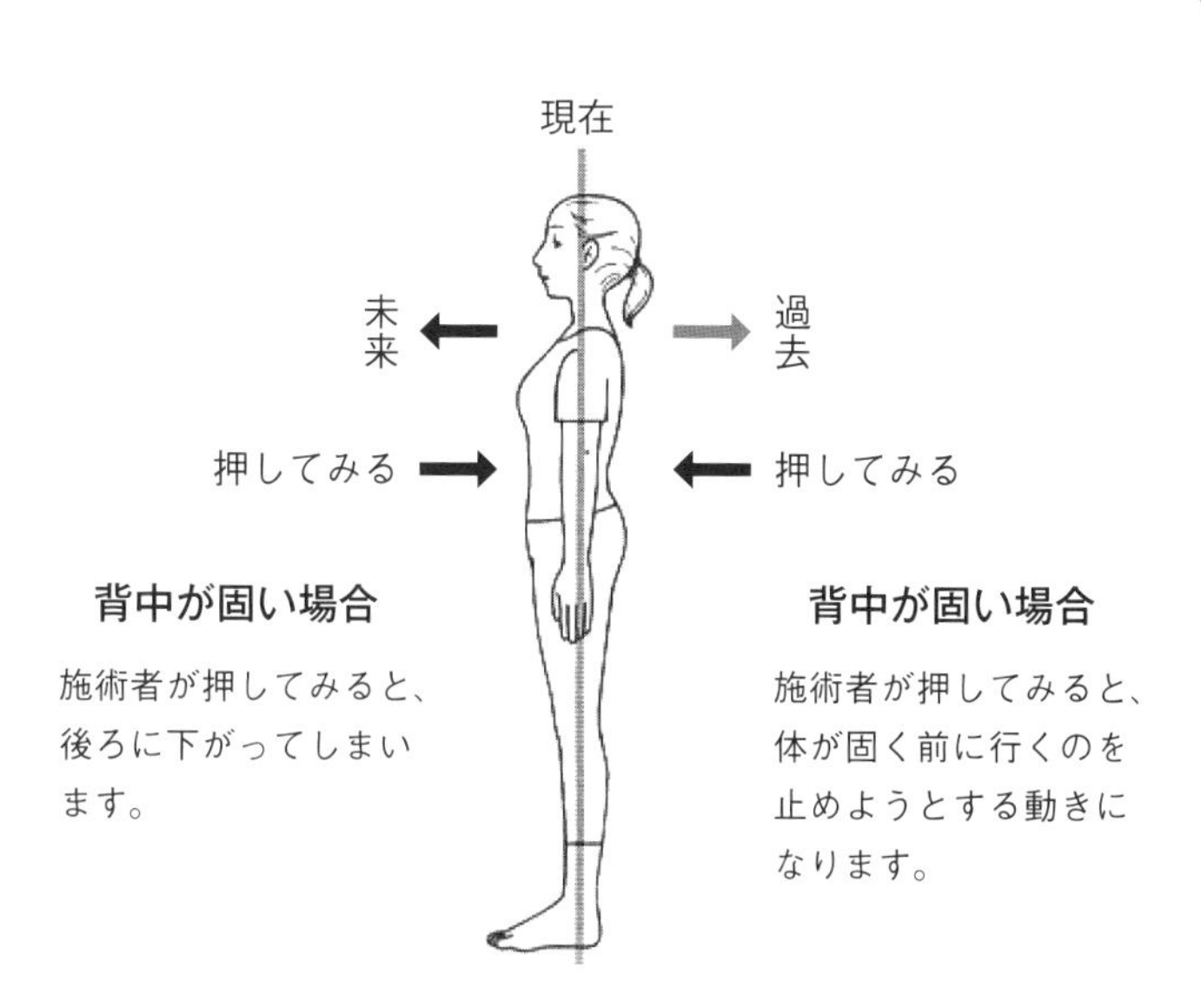

背中が緩むと腰を押すと不思議と前に簡単に進みます。後ろには行きにくくなります。

閉じ込めていた負の感情が解放されることにより、上図の未来へ向かって歩き出します。

過去にとらわれていた過去の負の感情から解放されることにより後ろに行きにくくなると考えられます。

実践をしてきましたほとんどの方が、この現象をあらわします。

歩き出した途端、ほとんどの方がニコッと笑われます。

（113ページに関連文）

逆転現象

私は仕事柄、日々、若い方から高齢の方まで多くの方々とお会いしますが、初対面の方とお会いしたとき、よく感じることがあります。

人はエネルギーで動いていると言っても過言ではないと思いますが、正逆という表現を用いれば、逆転現象を起こしている方が少なくないのです。

しかし、このことに、まったく気づいておられない方が多く見受けられます。

O・リングテストをご存知でしょうか？　O・リングテストは日本人医師の大村恵昭さんが考案された方法です。

手の指で輪を作ってもらい、診断する人が診断される人の指輪を引っ張ってみて、指が離れるかどうか調べる方法です。身体の異常のある部分を触ったり、空いたほうの手で有害な薬や食物を持ったりすると指の力が弱まり、O・リングが開くというものです。人間の身体は正直だと述べましたが、身体がどのような反応をするか

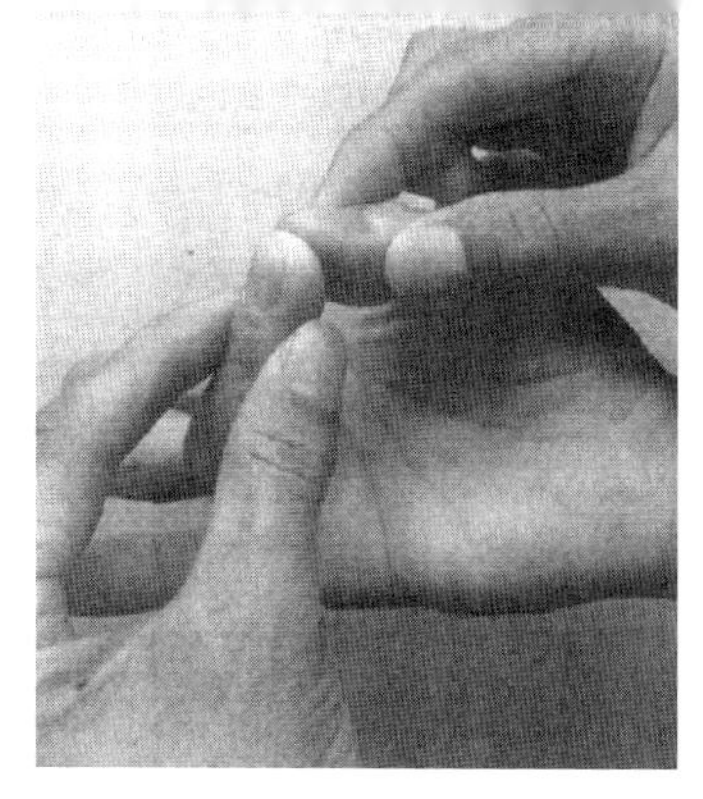

O・リングテスト

をみるために、逆転現象を起こしていると思われる方を、O・リングテストや筋反射テストで実験します。

本来なら、良いものに触れれば、バランスが整い、ブレが出ませんが、良いものを持ってもバランスが崩れるという逆転した結果が出るのです。

本来悪いものを持つとバランスが崩れるのですが、逆にバランスが整いブレなくなります。

このような状態で、物事を考え、行動を起こしたところで、良かれと思ってやったことが真逆の結果をまねくことになるでしょう。

一生懸命努力している。学習会に行ったり、研鑽したりしているのに、なぜかもうひとつ、満足できる結果が出ない。

このようなお話をよく耳にします。これは、その方に逆転現象が起きていることが原因と考えられます。（１０７ページ参照）

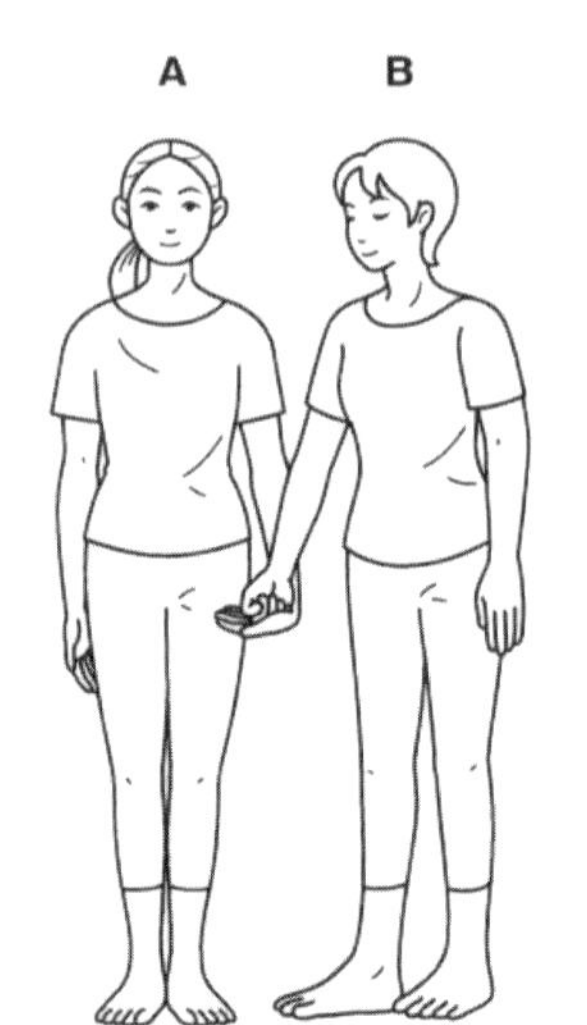

筋反射テスト

一人（Aさん）は両足のかかとをくっつけて立つ。
手首をL字型に曲げ、指先が自分に向くようにする。
もう一人（Bさん）は、こぶしをAさんの掌にのせて下へ押す。
バランスが崩れるか、崩れないかをみる。

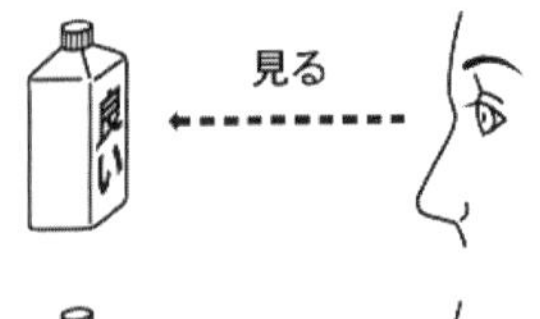

通常、バランスが崩れない。
逆転しているとバランスが保てない。

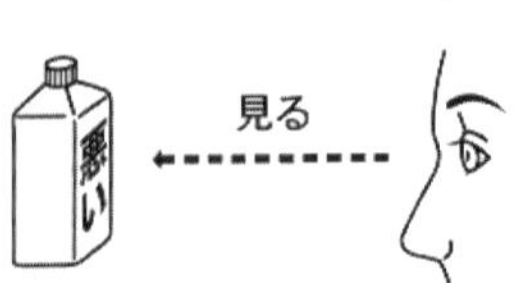

通常、バランスが崩れる。
逆転しているとバランスが崩れない。

体感を通じた理解

6章

簡単な意識テスト

潜在意識、人の想いがどのように身体に影響するのか、これを知っていただくため、私は簡単な意識テストを行います。次のような手順で進めます。（106～108ページ参照）

実はDNAの中にすでに組み込まれていることがあります。ひとつの例として「五本の指の中で強い指は何指？」とお聞きすると、「親指」と応えられます。

小学生低学年の方に同じ質問をしましたが、誰にも教えてもらっていないのに、その子は「親指」と答えました。この事ひとつとってもDNAの中に組み込まれてきていることがわかります。

Oリングテストについては、賛否両論ですが、意識の在り方が分かれば、みごとに答えを出してくれます。

使い方次第で諸刃の剣なりますので、注意は必要です。

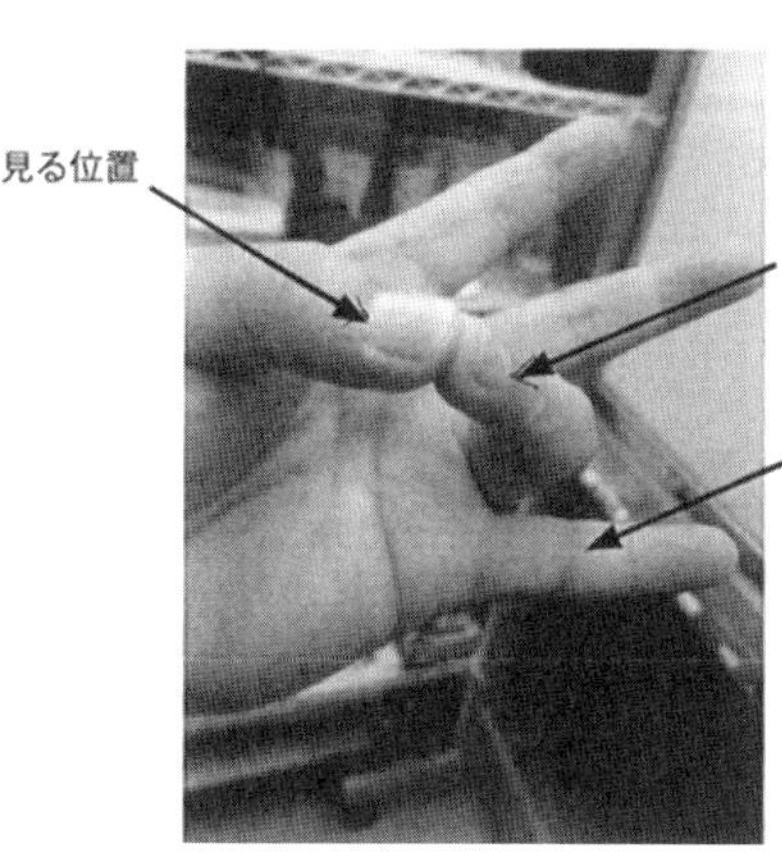

1　親指と薬指で輪を作る
2　親指の爪の生え際をじっと見る
3　輪を引っ張ってもらう（状態確認）
4　薬指の爪の生え際をじっと見る
5　輪を引っ張ってもらう（状態確認）
6　強い、弱い指の認識

強い弱いは分かりますので、強く引っ張らない。

いかがでしたか？　親指を見ると強く感じ、薬指を見ると力が入らない感覚がありませんか？　ほとんどの方が「何で？」と言われます。

親指と人差し指で行うことも可能ですが力の入りにくい薬指で行うことをお勧めします。

1　A

ペットボトルに貼ってある文字
（良い意味、悪い意味）を目で見たとき
の身体（筋肉）の反応は？

2　一人が後ろを向き、
笑顔と怒り顔のテスト

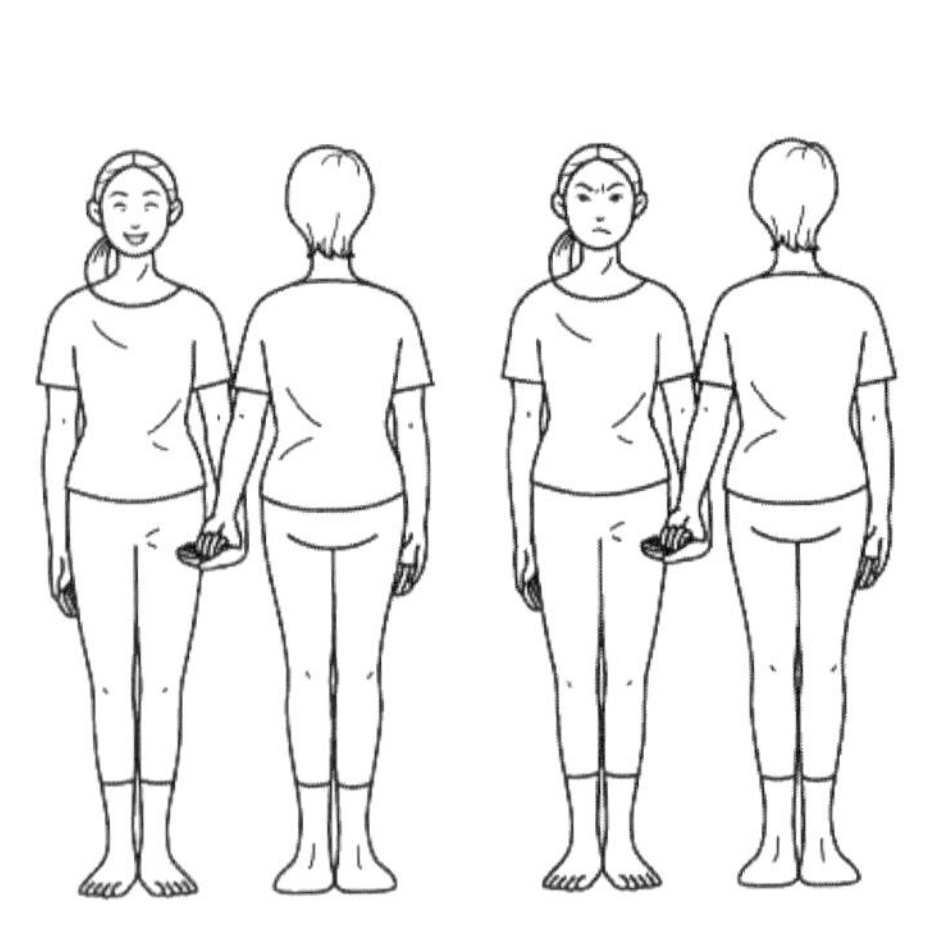

B

1　缶コーヒーとミネラルなど、悪いと思うもの、良いと思うものを筋反射でテスト

2　結果の検証

逆転現象（100ページ）が起きるか、起きないか？

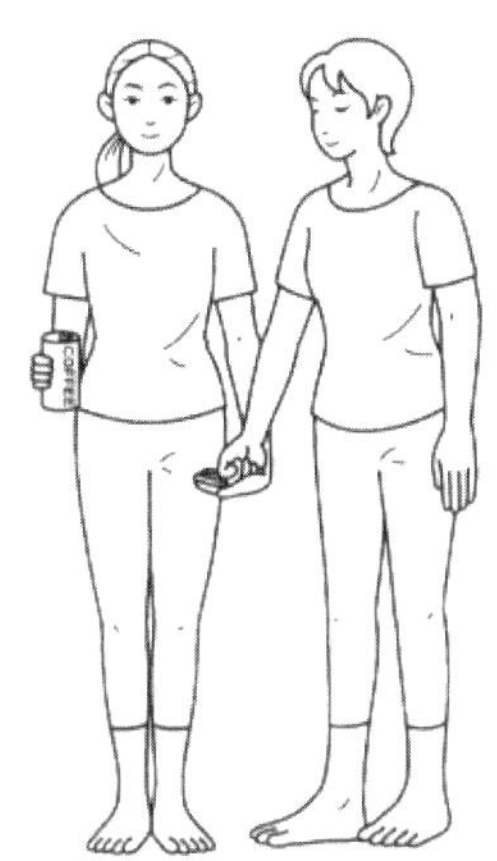

良いと思うもの、悪いと思うものを持ってもらいテストする

C

1　力を入れたときのテスト

2　力を入れないときのテスト

3　結果の検証

力を入れると相手は動かない。力を入れないと相手を簡単に動かすことが出来る。

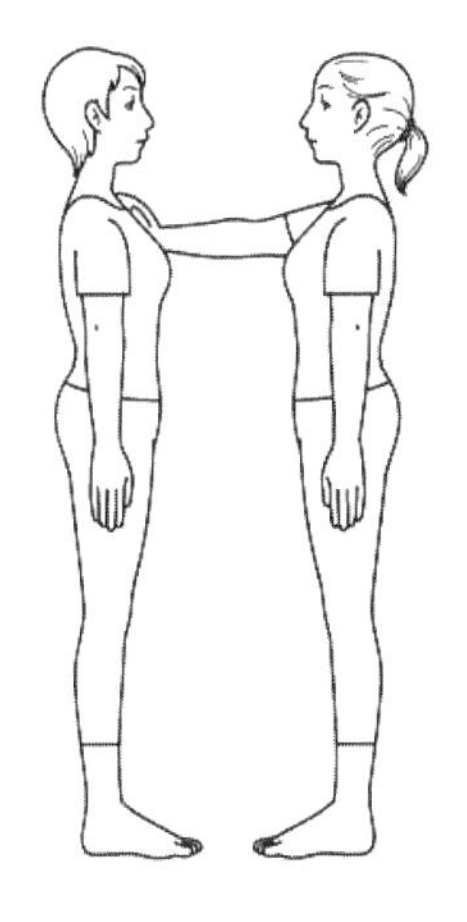

D

1 相手に直線的意識を向けたときのテスト

2 円の意識を向けたときのテスト

3 結果の検証

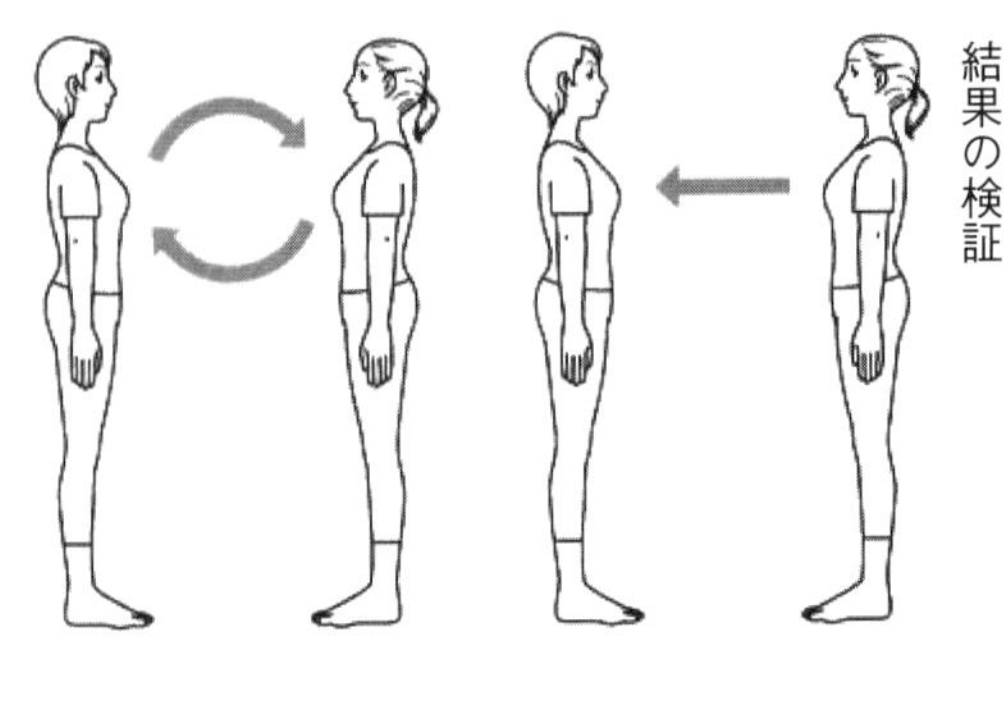

E

1 自分さえ幸せならハッピーと思って筋反射テスト

2 みんなが幸せなら良いねと思って筋反射テスト

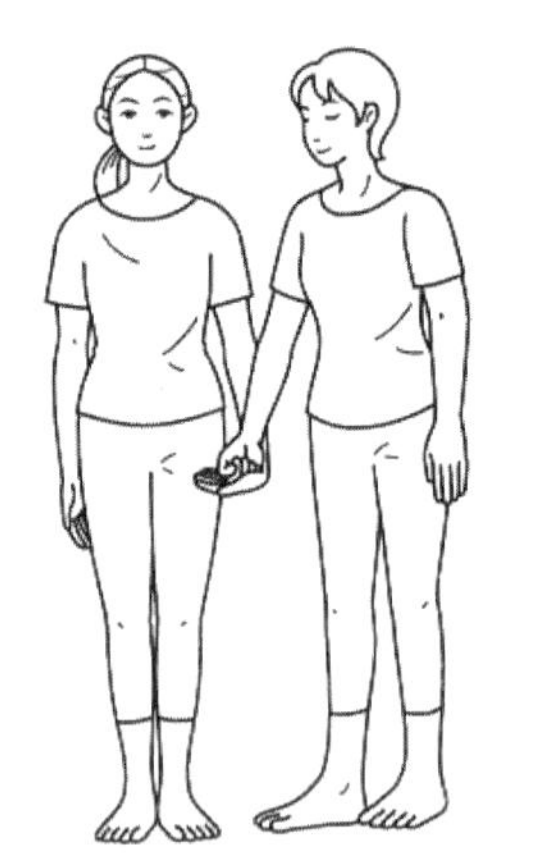

いろんなイメージだけをしても結果が出ないことは明らかです。よく言われる引き寄せの法則は、必ずイメージして意識して行動に移して、無意識に行動出来る様になるまで、継続実践が前提条件でなければ成り立たないのではないでしょうか？（注：実はO・リングテストにしても、筋反射テストにしても、意識した通りの結果になるということは認識しておいてください。実践されれば分かります。実践してみてください）

脳、心、身体を動かすことにより、潜在意識的・精神的・肉体的バランスを整える。

このBMBバランス療法を少しでも多くの方に知っていただきたい。心身とも健康になり、人間関係、仕事、家庭生活をより良いものにしていただきたいと願っています。

BMBバランス療法士会では著名な先生方の後押しもなければ（書籍などで学ばせていただいているので、間接的には後押ししていただいていることにはなりますが）、有名な方との関係も無い中で、ただ名医であり、ゴッドハンドである自らをとことん信じ、体験・経験をベースに作り上げたものです。

著名な人ほどカリスマ化され、「世界平和」だとか、「日本人は目覚めなければならない」とか、「一人ひとりが幸せをつかまなければならない」と言いながら、肝心のところを公開しようとされないのが現実です。本来は天から与えられたもの、目に見えない大きな力のお蔭であるにもかかわらず、あたかも自分の力で会得したかのような傲慢さが見て取れます。

また、直営サロンの音彩（ねいろ）をオープンさせました。様々な問題を解決するためのノウハウを学んでいただくためのものです。講義形で一方的に知識を押しつけるのではなく、体感していただくことを通して、分かりやすく伝えるようにしています。

ＢＭＢバランス療法士会では、脳と心と身体の在り方を三位一体と捉え、お伝えしてきました。その中でも、意識の在り方が重要だとしてきました。良い悪いの区別なく、意識した通りの結果しか出ないことは、いくつかの実証から事実と言わざるを得ません。誕生する以前の意識情報も誕生して以降の意識情報も、間違いなく私たちの脳と心と身体に刻み込まれています。幸せと感じることも不幸と感じることも、健康も病気も、個々人の性格、価値観も、意識に刻み込まれているとすれば、意識情報をより良い方向へ導くことにより、より楽しい、健康な、幸せな人生が送れるのではないでしょうか？

生年月日は決して変えることができません。そこには先祖代々受け継がれてきた情報が入っています。誕生と共に姓名がつきますが、そこにも様々な情報が入っています。その情報を良い悪い、吉凶で判断するのではなく、弱点 強い点をしっかりと受け止め、認めていく意識を持つことが大切です（本来、吉凶や良い悪いはないのですが、便宜上、吉凶、良い悪いという表現を用いています）。

この生命のミッションが分からないまま何かを見つけようとして、右往左往されている方が多いように思います。

また、何度も述べますが、実践の先にしか本当の答えがないことを分かっておられない方が多いのも事実です（頭では分かったつもりになっていますが）。

当会の目的は、残りの人生の長短に関わらず、肉体がこの世を去るその日まで、より幸せと思える日々を送れるよう、個々人の意識の在り方を見つめ直し、健康と愛和と富を構築することにあります。

私たちの役目は、先天の運と後天運に込められたメッセージを通して、これからの人生設計・運勢転換・意識・思考・感情・思い込みの修正・心と身体の健康についてアドバイスさせていただくことです。

ただし、あくまでも本人が、自分自身を信じ、解決に向かって継続実践していただくしかありません。主役はあなた自身であり、ゴッドハンドはあなた自身です。中途半端な気持ち（意識の持ち方）で行うのであれば、どんなことをされても、それなりの結果しか得られません。

知識の枠から出て知恵を出すこと、執着、欲を取る努力をおしまないことです。もともと人間は、自らのなかにすばらしい能力（脳力）が与えられているにもかかわらずこれを使いこなせない人が大勢います。より突っ込んだ言い方をすれば、自分を信じていない。もっと極論を言うと目に見えない力が働いていることを信じていないということにほかなりません。

病院や施術院に行かなくても、簡単に良い方向へ向かわせることはたくさんあるのです。

自分自身が最高の名医になりうることを理解していただきたいと思います。（病院・施術院はときにより必要な場合もありますので、選択をしっかりすることです）。

答えは継続にあり

どこかに真実がないか、答えを探して、いろいろなセミナーや勉強会に行く。このような方がはまりやすい落とし穴があります。

ほとんどの講演会やセミナーは、質疑応答の時間がある程度設けられているとしても、基本的には一方通行です。壇上の人物から、一方通行で、理論や理屈を聞かされる。話を聞き、そのときは、なるほど、そういえば前にも聞いたと何となく分かったような気になる。

しかし、何かもやもやしたまま。結局何も解決しない。
いろいろな集まりに参加して、そのときは、そうなのか、と思ったとしても、それは新たな知識で瞬間的に脳が刺激されたというだけのことです。つまり知識の領域にとどまっているのです。知識の積み重ねは逆に枠を作ってしまいます。分かっている→できている、という錯覚に陥ります。

知識には何の力もありません。
それに対して知恵には素晴らしい力があります。
知識と知恵はどこが違うのでしょうか？
知恵は実践を通してしか出てこないと言っても過言ではありません。
大切なのは実践です。そして実践を継続することです。
大切なのは、体感するというより、体得することです。
体得できるか、できないか、と実践ができるか、できないかにかかっています。
「感覚×行動・実践＝感情」。これが答えです。

感情は先に出さないこと。まずは動いてみること。感情は後から出てくる。

それから、忘れてはならない大切なことは、◯◯運動、◯◯健康法、◯◯体操など様々な健康にまつわるものが、「何回しましょう」「何分しましょう」と枠を作ってしまっていることです。何回とか何とか目標を掲げないと続けられないとか、目安が必要だとか、言われますが、私流に言えば、回数や時間に意識が行き肝心の目的意識が薄れるという事実があります。自分が好きなだけやればよい。大切なのは回数や時間ではなく、自分の心身の在り方をしっかりと見つめてどれだけ毎日続けることができるかです。

枠から外れてみることです。やれば分かります。

たとえば、栄養学でも「◯◯をとりなさい」とか「昼だから昼食を、◯◯時になったら夕食を」という枠の中で動こうとすると、お腹が空いていないのに食事をとることになります。枠に縛られた因果の考え方から自由な境地を求めて歩いてください。歩き続けてください。

私は、食べたい時に食べたい量の腹八分目と心がけてから時が経ちますが、全く支障はありません。かえって身体が軽くなりました。

笑いの効用、言霊の大切さ、思考を変える効果等も述べてきましたが、私の出会いました『立腰体操』『魂の遺伝子コード』の教えは、正に、私の思い描いていたそのものであり、私の行ってきたことに間違いではなかった証明にもなりました。

今、すべてが証明される
二つの出会い

7章

「立腰体操」との出会い

著書出版にあたり、私の人生を幸麗に歩むための方向性を確固たるものに導いて頂けた河上雄太氏（腰の王子）の「立腰体操」と有里先生の「魂の遺伝子コード」について、少し述べさせて頂きます。

健康に関する情報は、ネット社会を迎えて溢れかえっています。かえって混乱をきたしどれが正しい情報なのか、間違った情報なのか判断がつきにくい面もあるのが事実です。

我々一人一人の判断力が大きなウエイトを占めてくることになります。どんなに正しい情報であっても、その人の受け止め方によって、理解の深さによって得られる結果に優劣がついてきます。

様々な医療技術が発展し、健康になるための情報が山のように溢れていますが、かえって顕在的にも潜在的にも不健康な人が増えているのではないでしょうか？

8年前に出版した『あなたの悩みそのすべてが意識の投影』の中でも述べましたが、少子超高齢化社会を迎え、認知症を初め様々な問題が浮上してきています。確かな情報を掴み、方向をしっかりと定めて進んでいるのでしょうか？

お会いする方とお話しをさせて頂くと「健康でありたい、ピンピンコロリでありたい」と願っておられる方が殆どです。誰にでも平等に訪れる「死」を迎えるまでは、健康でありたいと願うのは当たり前のこと。しかし、それが叶わない方もおられることも事実です。

若い人達もやがて高齢者の仲間入りをします。高齢の方々が抱えている問題は良きにつけ悪しきにつけ引き継がれていきます。

この度、出版社の方の後押しもあり、正しいとか、間違っているとか、良い悪いとかに囚われることなく、参考にしていただければという想いで本書を出しました。

脳と心と身体の三位一体が揃って健康であるために何をしたら良いのか？

人間関係、仕事、家庭生活を豊かに健やかに営むには何をしたら良いのか？

二度の奇跡（今思えば必然だったと言える）体験、経験を通して得たノウハウが少しでも皆様のお役にたてる事が出来ればと願っております。

どんなに素晴らしい本を読み、有名な人の話を聞き、素晴らしい師に出会い学んだとしても単に納得し、知識の領域で止めてしまいがちです。知識を知恵に替え、日々コツコツと継続実践していく努力を惜しまないことです。知り得た知識を意識的に使う、行ってみる、無意識に出来るまでやり続けることです。

あなたなら出来る、きっと出来ます。あなた一人を生み出すのに、何人の先祖が生きてきましたか？　そこには、様々な苦しみ、悩み、悲しみ、喜び、楽しみがあったことでしょう。

それを乗り越えて来たからこそ、どんな親であっても生を受け継いできたからこそ今のあなたが存在していることは、紛れもない事実です。

言ってみれば、素晴らしい生命力と強運を備えている事になります。

自分のこともさることながら、ご縁ある方々を健康に豊かにすることは、家族を子供を健康に豊かにすることに繋がります。

意識を変えればすべてが変わる

意識して癖になるまで実践継続していく中に本物がみつかる。

意識エネルギーに勝る物質化（目に映る現実の世界）されたものは無い体験、経験談を踏まえながら、私の人生の方向を私の年齢でも劇的に変えることが出来た新たな二つの出会いご縁について述させて頂きます。

あれは、２０２１年2月に入って間もなくの頃、背部に痛みを感じ寝返りもままならない状態になりました。習い覚えた手技、セルフケアを試しました。過去に体得しました脊柱管狭窄症の克服方法も行いました。

しかし、今回の背部痛には効果がなかなか出ません。

脳と心と身体に関する仕事をしている関係もあって、探求心だけは旺盛でしたし何事もプラス思考で動くように心がけていましたので、この痛みがきっと素晴らしいこととの出会いになる切っ掛けを作ってくれているとの思いで、関連動画などをとにかく片っ端から観ていきました。


身体が固く靴下を履くのにも、足の爪を切るのにも大変苦労していましたので、身体の固い人必見のような動画も観ましたが、殆ど不向きなものばかりでした。

そんな中で、気になった動画がありました。

それが「日本が生んだ万能体操・立腰体操３種の神器」でした。

正直、最初はスルーしました。スルーはしたものの何故か気になって、２回３回と見直し、ブログと公式ＬＩＮＥに申し込みしました。

文中にあるいくつかの言葉に、ビビッっと来たのを覚えています。

今「立腰体操」にご縁を頂いて３年近くになりますが、現在も立腰トレーナー養成講座、腰プロ、剣術アカデミーで学ばせて頂いています。一生学び続けても学びきれない奥の深いものを教えて頂いていると実感しています。

79歳の時に「立腰体操」にご縁を頂きましたが、正直なところ、参加にあたり迷ったことも事実です。おそらく最年長だろうし参加者との年齢差のギャップが気になりました。

しかし、そんな心配は、初めて参加した1Ｄａｙセミナーの「フィジカルタイプ診断」で吹っ飛びました。腰の王子の軽やかな身のこなし、軽妙な話術、面白い、楽しい、勉強になる、年齢を忘れる、時間を忘れる（認知症じゃないですよ）。

普段、脳の在り方使い方をベースに教室を開いていましたが、自分の教室に足りないのは、これなんだと思いました。一緒に参加くださった2人の女性の方も満足され、翌月からの私の教室を「立腰体操教室」「立腰体操広め腿」教室に変更して現在に至っています。

身体開発の楽しさは、身体の問題を発見すること、人が進化成長する時は、その人が自分の中に問題や課題が見つかった時、だからこそ答えが見つかります。問題解決能力よりも問題発見能力が重要であり自問自答出来るように導ける存在が優れた指導者なんだとも教わり、つい答えを教えて問題を与えてこなかったことにも気付かされました。

身体が変われば思考が変わると言われますが、面白い、楽しい状態で行うことで、少しずつですが身体が動きやすくなり疲れにくくなっているのが実感出来ました。パフォーマンスも上がっているようでした。

人間関係についても、苦手意識のあった人に対する意識もどんどん薄らいでいきました。

元々、司会とか講演も何度かしてきましたのであまり苦には感じませんでしたが、身体が緩んでくることと、トレーナー養成講座、腰プロ、剣術アカデミーでの王子の一挙手一投足をマネし落とし込むことで、出来た分だけ心に余裕が生まれているのを感じ取ることが出来るようになってきています。

年は関係ないよと普段言っていながら、本当は気にしていた自分の発見が出来たり、こうあるべきと決めつけていた部分が、それもありと思えるようになったり、ゆとりが生まれてきています。

腰の王子は、無理はしない、コツコツで良いんですとよく言われます。

身体が固く皆と同じ動きが出来ない時には、少なからずコンプレックスを抱いていましたが、王子の「出来る範囲で良い、無理しないで、少しずつで良い」この一言がどれだけ心の支えになったかわかりません。

体操教室を開かせて頂いている中で、同じような方に会いますが、穏やかに声掛けが出来ホットされている様子をみさせて頂けます。人の心に寄り添うことの大切さを、自身の身体の固さから学べたということです。

王子は「腰」について、「腰」に関する明るい話題や「腰」の可能性についてすら語っていません。

「腰は痛いところだ」という認識が形成されてしまう腰痛認識を消す必要性、腰痛という言葉を消すことが重要であるということです。

身体を意識せず、姿勢を意識せず、腰も意識せず、腰を立てずに腰が立つ方法論。

以前、能力開発の事業に携わり潜在意識、顕在意識、超意識など勉強してきて

「煙草をやめる」ことに挑戦した時のことを思い出しました。その時の意識状態と一緒の感覚を覚えました。

腰にとどまらず、身体全般にも言えることです。

どんな人でも、やってもらわないと意味がないので、簡単で面白く楽しく、いつでも、どこでも、誰でも一生上達し続けられる身体法が「立腰体操」さらには、日本から治療家・整体師をなくすための活動もしています。

整体師がセルフケアを教える体操ではなく、整体師がいなくても自分達でやれば勝手に身体が整い開発されてしまう体操が「立腰体操」ですよ、と言われる王子の話に納得！　でした。

治療院開業ノウハウ、新規集客するには、リピーターを増やすには、○○テクニックを習得、こんな文字が飛び交っているのも、この業界です。

本来、痛みとか不調は自らの自然治癒力で回復することは分かっていても、つい薬に頼り病院や治療院に通い続けてしまう傾向があります。

ゴッドハンドの先生がいると聞けば、どんなに遠方でも、高額でも行ってみようと思う人もおられます。以前から私は、ゴッドハンドの先生は自分の外に存在するものではなく、自分の中に存在するものだと思っていますし、そう言い続けてきました。現実に、傷を修復する、血を止める、折れた骨をくっつける、熱を下げる、皮膚を再生する等々は自らの力、正にゴッドハンドです。

行動されるのは、個々人の自由ですので否定はしませんが、健康という自分と向き合う課題であればこそ思い込み、刷り込み、信じ込みから方向を変えて見詰め直していく姿勢も大切ではないでしょうか。

フィジカルタイプ診断では、共通している歪みがあり、その検査法と改善法を教わりました。

道具や機械に頼らずに自分の身体を使って改善していく方法ですが「えっ！　こんなことで。擬音語と擬態語を総称した『オノマトペ』の効果もスゴイ！」って思いました。

「立腰体操」は、想像以上に奥の深いものでした。

身体の使い方よりも在り方（すべての運動能力の土台）が大切であり、身体の構造通りに思い通りに身体を扱えるようにしていくことも言われています。超一流と言われるアスリートや武術家でも50％、一般では3％ほどの人しか扱えていないようです。

開発方法の根幹は、目に見える身体の物理的身体と目に見えない心理的身体（身体と意識（認識））の2つをリンクさせる大切さ、身体開発は、単なる動きの反復ではなく、身体の未開の地を発見し発掘し掘り起こしていくことだとも言われています。

生きた人間の身体は骨や筋肉、関節等の筋骨格系のみならず呼吸器系をはじめとした循環器系、脳神経系、消化器系、免疫系、細胞、筋膜、骨膜、さらに気とかエネルギーとか、その全てが重なり合っており、それら全てを開発していくのが身体開発なんだとも言われています。

一生かかっても出来ないよ、と言ってしまえば元も子もないことです。開発しきれないほどある、だからこそ、新しい発見があり、楽しみがあり、発見した喜びがあることになります。

「立腰体操」の中に、「さすり運動」があり、「神触法」があります。

「立腰体操」にご縁を頂いてから私の施術は、これをベースに組み立て、今まで習い覚えてきた手技も交えて使っていますが、相手を思いやる、大切に思う心が絶対不可欠であり、施術に限らず、心身あらゆる面で応用が利くことも納得することが出来ました。

「神触法」＋「さすり運動」は、他人はもとより自分自身にも効果があることが証明されています。

いつでも、どこでも、誰でも簡単に出来、ながらで出来ますのでセルフケアには効果的です。普段何気にやっている行為、立つ・座る・歩く・物を持つ・寝る・おしゃべりする・歯を磨く・顔を洗う・化粧する等々挙げればきりがないほどの日常の動きそのものが体操であり運動という認識に脳の思考を変えることで自分の身体を見る目が確実に変わってきます。

体幹部を1つ手足を4つの棒の認識が強く、手足の関節も体幹部の関節も全くと言っていいほど使い切れていない、だからこそ希望しかない、無限の可能性がある、それを教えてくれるのが「立腰体操」であると言われていますが、本当に使い切っていなかったと思います。

王子は、身体や自分を変えるために特別なことをする必要はなく、普段当たり前にやっている動きの中身を変えるだけで、身体はガラリと変わると言います。

ただ、この普段当たり前にやっている動きの動き方が間違えていると、身体に痛みが生じる。

身体を痛める動き方の運動神経を、身体を痛めずに動くほどに楽になる動き方の運動神経に書き換える重要性を話されています。

その、運動神経書き換えの自動メソッドが「立腰体操」であり日常の当たり前の動き一つひとつに感動し、ひいては生きることそのもの生きるという動きが感動になる。感動の先に「ありがとう」の世界が広がります。

王子の活動のエネルギーは本当に凄いと思います。

私も参加させてもらっているトレーナー養成講座・腰プロ・剣術アカデミーにフィジカルタイプ診断&立体操1DAYセミナー・立腰ウォーク1DAYセミナー・寝ころび立腰体操1DAYセミナー・江戸時代の身体づくり・立腰体操1DAYセミナー、そして月2回のオンライン整体院、6大身体開発動画セミナー（強健美脚開発法・ZERO姿勢プログラム・おじぎ体操・仙骨こすり・無敵の肩甲骨開発・肋骨美人プログラム）そしてYouTubeやブログ。膨大な学びを提供頂いています。

「立腰体操」について深く学びたい方はぜひアクセスしてください。

https://www.tategoshi-japan.com

愛知県での「立腰体操教室」

1．安城北部公民館
2．名古屋市中川区田中さん宅
3．一宮「愛の」
4．みよし市
5．春日井市

お問い合わせは
yurukatsu@gmail.com まで

「魂の遺伝子コード」との出会い

私達は、魂と心と身体の三位一体で捉えるが出来ると言われます。

バラバラに存在している筈ではないのに、バラバラに論じられているのが現状です。

幾層にも幾層にも絡み合い重なり合って存在しており、私が脊柱管狭窄症の歩行困難を克服した時、痔ろうで手術宣告を回避出来た時に行った五業（笑顔・感謝・認める・謝る・誉める）は、どちらかというと魂、心の分野になりますが、それによって身体が改善したのは明らかであり身体と魂と心は繋がっていることになります。

以下のようなことは聞かれた方も多いのではないでしょうか。

生命の根源は人体と同じと言われます。

頭の内形は天をかたどり
足の方形は地をかたどり
天に四季があるように人には四肢がある
天には五行（木・火・土・金・水）の五元素があり、人には五臓（肝・心・脾・肺・腎）
天には六極（天・地・東・西・南・北）があり、人には六腑（服・胃・小腸・大腸・勝脱三焦）
天には9星、人には九竅（きゅうきょう）（口・両目・両耳・両景腔・尿道口・肛門）
天には12時、人には12経脈（五臓六腑を巡る気血の重要通路）
天には24節気、人には24の陰部から顎への一直線上にある経穴天には３６５度、
地球は太陽の周りを３６５日かけて１回まわっている
人には３６５の関節がある、人間の基礎体温は36・５。ツボの数は３６５個所
海辺の打ち寄せる波の数は一分間に18回、人間の呼吸数も18回

星の数は60兆個、人間の細胞は60兆個

これらは、偶然でしょうか？　必然でしょうか？

私は、必然だと感じています。

心を天と一体化させ疑いの心や雑念を取り除き心身を穏やかにする、そんな日々を送りたいと願っているのは、私だけではないと思います。

最終章になりますが、ここで少し生い立ちについて述べさせて頂きます。

生まれてから現在に至るまでの経験は、出来湧く良きこと悪しき事全てが役割の中で動いていたと実感できましたので、少しお時間をください。

一気に太平洋戦争へと広がった１９４１年12月8日の20日前にオギャーと誕生しました。

幼いころの記憶は殆ど残っていませんが、防空壕の中からの真っ赤な炎の記憶、戦地から帰ってきた父の顔を人人人でごった返す名古屋駅で見て大泣きした記憶だけは今でも思い出されます。

祖父母と両親と2人の妹と第の8人家族での生活でした。祖父は、私が小学校6年の時に亡くなりましたが、戦後の復興に尽力し町では役員をしたり氏神様に鳥居を奉納したり、信心深くもありました。

地域では、少しは名の知れた存在でした。学校では、その影響もあってか先生からは何かと目をかけられていましたが、クラスの皆からは「みこ、みこ」（みこが良い＝可愛がられる）と揶揄されました。

それは、迷惑をかけてはいけない、良い子でいなければ、というプレッシャーとも相まって一つの人格を形成していったように思います。皆といると「みこ」と言われるのが嫌で一人であるいは数人での遊びを好むようになっていきました。

やりたいことがあっても、こっそりと自分一人で楽しむようにもなりました。

ボーリングやゴルフが好きになったのも、3、4人で行う麻雀が好きになったのも、こんな所から来ているかも知れません。同時に孤独を感じ、いつも満足感の無い日々の生活を送って来た様に思います。

振り返ってみると、結構色々な事があったなと、また、それが決して無駄ではなかったと思えるし、目に見えない力に救われているとも思えます。

小学生の時、膝を怪我した影響で膝が曲がらなくなった時、母親が根気良く優しく摩ってくれたおかげで、曲げられる様になったこと（施術を行う上で摩りをメインにしていますが、立腰体操の養成講座で教えて頂いた神触法に出会った時に母との記憶が鮮明に蘇ってきました）が、摩りを重要項目の一つに挙げさせて頂いているのは、母から受けた優しさのお陰と思うのです。

中学高校時代での部活は、バレーボールと書道を選びましたが、ほとんど良い思い出はありません。バスでの修学旅行の折、全員何か歌をということになり何を歌ったか覚えていませんが、とにかく下手くそで、先生から「今日の一番はお前だ、見事な外れっぷりだ」車中大笑いされたことは今でも思い出します。

42才の時までコンプレックスを持つきっかけになりました。

中学高校時代の友人と呼べるのは、小学校から同学年だった一人だけで、他の同級生は名前も顔も全く浮かんできません。

大学時代は、京都での下宿生活でしたが勉強そっちのけで部活と麻雀に明け暮れていました。おかげで、麻雀は強くなりました。卒業後も麻雀をする機会が結構ありましたが、あまり負けたことがありません。

何かひらめくのを感じていたのです。

後年、魂の遺伝子コードでの学びで、こんな働きがこんなところで発揮されていたのか、と思い当たることが結構ありました。

当時は、ダンスが流行っており部活が終わってから、パーティーに誘われてよく行きました。

下宿生活での酒を酌み交わし談笑する楽しさ、麻雀の楽しさ、ダンスの楽しさは、小学校時代のイジメの後遺症をドンドン脳裏から離してくれました。

そして、23歳の時、就職先の単車で工事車両にぶつかり、額を5針縫う裂傷。

少し打ち所がズレていれば助かっていなかったかも。

看護師さんの「先生、意識が戻りました」の声。

意識が無い状態では、真っ暗を体験（お花畑は見えませんでした）。

さらに、就職をしてすぐに結核で6カ月自宅療養。その時の薬の影響で頭がスッキリしない状態が、60年近く経った今も続いています。

潜在的に薬を嫌うのも、こんなところが原因かもしれません。

42歳の時、子供の関係のある会にご縁を頂き、今日一日の大切さを学び、体験発表、2000人の前での司会を3度体験、東海地区リーダーの役目も頂きましたが、月日を重ねる毎に「自分のやっている事は間違っていない正しいのだ」と言う傲慢さが両親と別居する事態を招く事になりました。

その会に、壮年部練成会というのがありましたが、誘われた言葉が「カラオケ上手くなるよ」高校時代から続いているカラオケコンプレックスから脱出出来るならと参加しました。

態度、行動訓練や発声練習は、本当に役に立ちました。

上手い下手は別として、コンプレックスが解消したことは嬉しかったです。

45歳の時に、独立し建築内装業の道を歩むことになります。

携帯電話が1985年NTTからショルダーフォンとして登場。重さ3キロもありました。

確か10万円程の保証金を払ってレンタルでしか使えませんでした。

ちょうど会社勤めを辞めて独立をしようと決めた年です。

国内で使われる携帯電話は端末自体の姿かたちを変えながら、ネットワークのシステムだけでなく、私達のコミュニケーションの在り方までも日進月歩させてきました。

独立後の歩みは携帯電話の歴史と共に歩んで来たなと懐かしく思います。

独立後は井の中の蛙だったことを思い知ることになり、また、人の温かさを知ることにもなりました。信頼していた人の裏切り、得意先の倒産、夜逃げ、保証人になったために降り掛かった火の粉、病気や事故など、まあ色々なことが起きてきました。

仕事も本業の内装業の傍ら、資金繰りのためコンビニ店員、雑誌新聞配達、警備員、掛け持ちで他社二社の営業、数多くのネットワークビジネス、風俗店従業員のコンサル、能力開発会社の営業所、携帯電話の取扱店、みたらし屋等々振り返れば色々経験しました。

今では人生において無駄なことではなく素晴らしい経験をさせてもらったと思います。

家族の犠牲の上にも成り立っていたのも確かな事実です。

内装業から完全撤退してからは、精神世界や身体に関する内容に的を絞って進むことにしました。

有里先生の「魂の遺伝子コード」を学ぶきっかけになったのは、「縄文時代以前に失われた魂の記憶を取り戻しませんか。潜在意識、無意識を超越、魂には21の遺伝子があった」

この一文でした。

曲がりなりにも、四柱推命、マントラ、姓名判断、数霊、を学び、ダウンジング、フウチ、五行音叉、心理学やエネルギー学、潜在意識の勉強をしてきても、何かモヤモヤとし腑に落ちないことの多かった私の魂を揺さぶることになりました。

無料鑑定を受けて何かすっきりとしている自分がそこにいました。

講座を受けてみると、思考回路が明らかに変化していくのが分かります。

今世での自分の役割、黒子に徹すること・コツコツと忍耐・お陰様の心を忘れない等ストンと腑に落ちたのです。

すると、目の前がドンドン明るくなり心が軽くなっていきました。人にもよるかと思いますが、私の場合は、肉体的なことが原因で問題が起きるというより例えば、つい腹を立ててしまった、不平不満を言ってしまった、人を責めてしまったりしたときに必ず腰が痛くなります。素直、お蔭様の心を忘れた時に起きている事実を認識せざるを得ませんでした。

何人かの方を鑑定させて頂きましたが、全員の方が「腑に落ちました」と言って頂きました。

私自身も腑に落ちたことで次の一歩が踏み出せたと思いでした。

自分自身、家族、人間関係、職場あらゆる関係性において基礎となる、また応用が利く学問だと思っています。

私の年令（82）になっても、まだまだ学ぶことが沢山あり、それが面白くもあり楽しくもあります。

人は十人十色、受け入れる楽しさ、認める楽しさ、そして穏やかな心を楽しめることは、ある意味めちゃくちゃ面白く思わずニコッとしてしまいます。

お一人でも多くの方が、有里先生の『魂の遺伝子コード』にご縁を頂かれ、幸麗な人生を送られることを願っています。

魂の遺伝子コードカリキュラムを記載させて頂きます。

最古の古代書と最新の量子力学を元にした壁一無二の成功法則を学ぶ

「現の適伝子コード®プロフェッショナルクラス」

1.魂の遺伝子コード®運勢鑑定学

〜「易学×旧事紀」唯一無二の運勢鑑定学をマスターする〜

魂の遺伝子コード®運勢鑑定の特徴は、易学と日本最古の古代書『先代旧事本紀大成経』を元にした運勢の見方・読み解き方を学び、人生のあらゆる時期におけるベストフィットな過ごし方、最高の運を呼び込む人生航路の設計図の解読法をマスターします。そこが、他の占学にはない魂の遺伝子コード®運勢鑑定学唯一無二の特長です。

古来伝わる易学と日本最古の古代書『先代旧事本紀大成格』(以下、旧事紀)から運勢を精確に細解き、その時々の最適な運勢の過ごし方、乗り越え方を学びます。運勢解読において大切なことは、その人のその時・その期間の状態・状況に応じてこれから未来起きること、起きたことを正しく予期・分析する力。

つまり、運勢はいかに〟解説とできるかが決め手です。万年層を引いて、ただ運勢を見るだけ・診断するのは一般の占いです。生年月日・名前・住んでいる場所・性格特性・才能・時流・その人の今置かれた状況等を元に、最学×旧日事紀の掛け算で、健康・人間関係・仕事・お金・趣味・精神・家族・仲間・窓要等、人生全てを底上げする「人生航路究極の羅針盤」を学ぶのが「魂の遺伝子コードの運勢鑑定学」になります。

順境・逆境の時期とその最適な過ごし方が的確に解り、想定外の危険な出来事が起きる時が年・月・日・時間単位で細かく解ります。故に、予め対処が可能となります。問題が問題となる前に適切に対処が出来るので、失敗や危険を未然に防ぐ教習、自分や他人の人生を護り抜く護身術が身に付きます。

また。開業、会社設立、契約、婚約、旅行、引っ越し、恋の出逢いがある日、ご縁がある日、危険な恋の出違いがある日、優し事が見つかる日、結果が出る日、一瞬のチャンスが降りてくる日、対策の日、断捨に最適な日、手術に最適な日・良くない日、検査して見つかる日・見つからない日等、などその人それぞれに最高の日、絶対に避けなければいけない日等が明確に解ります。

更に運気を高め、運勢を底上げるする教習として、方角を学びます。年・月・日における吉方位と凶方位が明護になり、未然に繋を防ぎ、運勢を高めます。

また、自分にとって良い色（カラー）・悪いカラーがあります。これは年齢によって変わり、良いカラーの物を着、良いカラーの物を身につけ、良いカラーの寝具で寝る事によって、ホルモンバランスが整えられます。ホルモンとは生命機能を維持する働きを持つ情報伝達物質です。このホルモンバランスが整う事はそのまま人生のバイオリズムの調整に繋がり、運勢向上に影響します。

そして、あなただけの幸運の数字＝ラッキーナンバー。一年に一分だけ訪れる願いが叶う時間とその願いを叶える方法を伝授致します。

更に、魂の遺伝子コード®運勢鑑定学の真骨頂として、「同会故同会法」を学びます。これにより、今の自分・未来の自分の状態が解り、他人の今と未来の状態が解ります。今から近未来の状態を細解く魂の道伝子コード®運勢策定学の極みです。気になるあの人は、この日のこの時間は何について何を思い、どう考え、どうしようとして、そしてどうなるのか？　自分自身はどうなるのか？　までが詳細に数字として出ます。その数の紐解き方が旧事紀を紐解く現の遺伝子コード®にしかない方法です。この秘伝の運勢解読の数智「同会被同会」を用いると、他にも例えば、探し物や無くし物の場所も特定でき、交渉においての最適な日にちや時間が解ります。

2. 魂の遺伝子コードⓇ使命（役割）鑑定学

（魂の遺伝子コードⓇ素粒子エネルギー鑑定学）

易学×最古の古代書『旧事紀』×最新科学『量子力学』の叡智から、自分の持って生まれた素粒子特性を紐解きます。

難解で深奥な教えである旧事紀や旧事紀から細解く見学を、最新の量子力学の知見から分かりやすくお伝えすることができるのが魂の遺伝子コードⓇの学びな特長です。この世に宇宙誕生以来二人とない自分だけの特性が、素粒子レベルから詳細・明確に解ります。なぜなら、易学と宇宙〜生前からの叡智が詰まった旧事紀を解読した学問体系が、魂の遺伝子コードⓇ素粒子エネルギー鑑定学だからです。これにより、自分にしかない一無二のこの世に生を受けた使命・役割、性格・才能・才能開花方法が完全解読できます。

自分にしかない役割や才能が解るということは、他人のそれも解るようになるという事です。他人の持って生まれた素粒子特性が解る事で、他人の理解が根底から深まり、自分にある才能もない才能も明確になるので、自分のみならず、他人に才能の活かし方も明確に解るようになります。

これは言わば、自分だけのオンリーワンの法則が解ってしまう事を意味するので、生き方に強力な軸が出来上がり、人生に迷いやブレがなくなります。また、自分と他人との法則の違いが明確に解る事になるの「全で、他人から影響されての渋期や自己否定などの悩みが無くなります。逆に、他人の才能の活かし方、適材適所が明確化し、マネジメント、プロジェクト成功への掛け橋となります。

人生は出逢いで変わりますが、いつ・誰と・どのように組む事で自分と周りの人の人生がどのように変わるのか？　が手に取るように解ります。

また性格も、体調の良し悪しや人間関係によって出てくる性格、人生に一度や二度しか出ない究種の時に出る性格等も解り、細部に到るまで正しく自分と他人を理解できるのも、人類最古の古代書『旧事紀』を紐解いた学問である魂の遺伝子コード®ならではだと言えます。

結婚、恋愛、家族、友人、仕事仲間など、自分と他人の素粒子エネルギー解読により、相性が明確に解ります。相手の特性を理解し、秘伝の相性攻略術を使う事で、人間関係を良好に保つ事が出来ます。たとえ相性が悪い相手でも、上手く付き合える極秘伝が具体的に解ります。

自分と他人との性格、才能、価値観の違いが細部に渡り明確になることで、他人を認める事ができ、人間関係の構築方法が解る事は、人生という航海を円滑に運ぶ礎となります。そんな究極の人間関係成功の智意が、日本古来にあったのです。

この智慧は、子供や人の育成にもこの上ない効力を発揮します。相手の価値観に合わせた適切な指導やアプローチ法が解ります。相手が喜ぶ声かけ、嫌がる声かけ、成いは変められて伸びる人、叱られて伸びる人も解るので、相手の才能を伸ばし、パフォーマンスを高める育成方法が解ります。子育てにおいても、個別で必ず欠かしてはいけない事や才能が開花する声掛け・育て方が解ります。

世界に一つだけ、自分だけの健康法も紐解く事が出来るのが説の遺伝子コードの素粒子エネルギー学です。

元々持って産まれた身体の弱い部分や、いつどのような病気になりやすいか、どのような生き方をするとどのような病気になりやすいかが解るので、対処が出来ます。素粒子レベルから細解く究値の予防医学健康法を実装できます。

また、一生涯を通じて自分を守ってくれる守り神と数字とその活用法が解ります。これらを活用する事でより自分自身のエネルギーが高まるので、更により良い運気を呼び込みます。

旧事紀は、人は一人につき、21のエネルギーを併せ持って生まれていると教えています。その21のエネルギーの細解き方を伝授しています。これはまさに旧事紀にしかない教えで、人類究極の叡智・極秘伝と言えます。このミッションコードを解読する事で、宇宙創生以来一人しかいない自分自身の真の使命・才能を知る事になると共に、自分に足りない使命・才能も同時に明確になります。自分に足りない使命・才能は、まさに他人が埋める事になります。このように魂レベルから足りるを知る事によって、自分が組むべき相手、誰と組めば突き抜けた最高の人生になるのか？　が解ります。また、誰と誰を組ませる事によってチームやプロジェクトが成功に到るか？　が、魂レベルから解るのです。

3. その他、魂の遺伝子コード®専門分野

・宇宙法則に則った神社正式参拝の方法
・土地のお清め
・家のお清め
・運勢が上がる土地の選び方
・運勢が上がる家の間取り
・魂、心、身体を清める正しい禊の方法

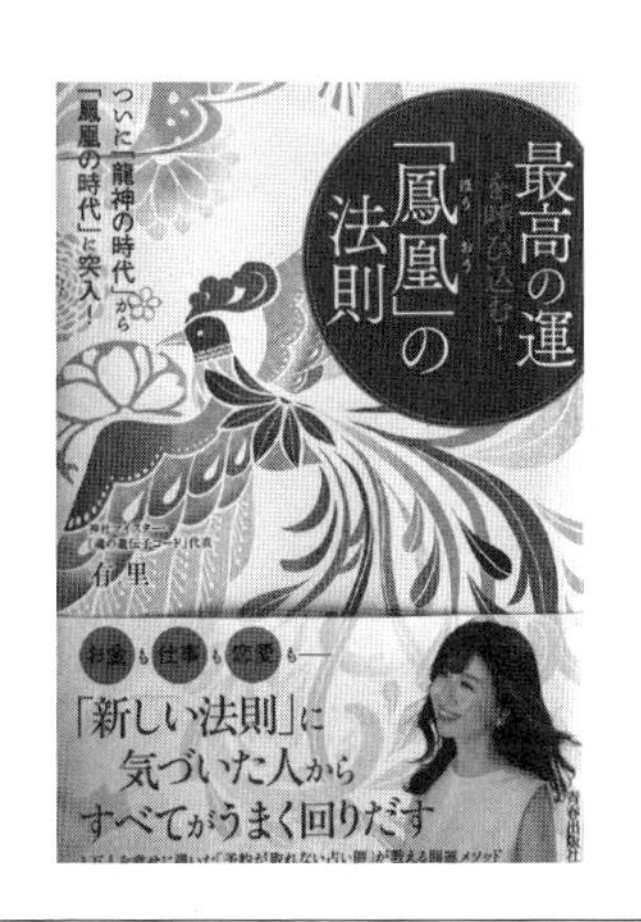

現在の私の活動はこの２つの出会いにより、さらに深めることができました。

人生は限りなく自由です。

年齢も関係なくこうして活動できる喜びをみなさんにもぜひ、感じ取って毎日を送ってほしいと願います。

＊魂の遺伝子コード鑑定について、立腰体操についてのお問合せ先
yurukatu888@gmail.com

あとがき

あくまでも、こんな施術法や解決方法もありますということをお伝えしています。他にもすばらしい施術法を提供されておられる先生方がたくさんおられますので、様々な観点から取り入れ、実践されご自身で答えをみつけて下さい。

自らの身体に感謝を

改めて本書のエッセンスをまとめておきましょう。大切なのは次の点です。

1　作られた枠 囲いから抜け出る（執着我欲からの脱却）、因果から自由への転換

2　身体を動かして、身体を暖める脱力を覚える（体感）

3　頭でばかりで考えない。身体で覚える（知識優先から感覚優先に切り替える）

施術を受けた後、「楽になった」「良かった」という意識を、自分の身体への感謝に転換することが大切です。

私は施術を通じて、意識の在り方の大切さをお伝えしています。ほとんどの方が「心も身体も驚くほど楽になった」と言ってくださいます。この声が私の励みになり、エネルギーになります。施術する側が疲れない方法を習得することができます。

当会は、いつでも誰でも気軽に集える。良い言葉と笑顔の飛び交う場をつくりたいということから、活動しています。ここから、自立、自律に向かっていく意識を持つ人たちの輪を広げていきたいと思っています。

くどいようですが、どんな著名な人の話を聞き、本を読んでも本当にあなたにとって必要な答えは出てきません。仕事がうまくいく方法、人間関係がうまくいく方法とか別々の方法があるのではなく、得た知識を知恵に変え、意識して、無意識にできるように実践する。徹底的に力を抜くことを修得する。

要は脳の切り替え、思い方を作っている前提に気付くこと、自問自答していくこと。そこに答えがあると思います。

継続して実践に取り組んでいるあなたを見て、日々守り、導き、応援してくれている、目に見えない力が、もっと応援してやろう、良い結果を出してやろうと力を与えてくれると思います。

目に見えない力の応援が頂けるから、事が成就することを日々の実践の中から感じてみてください。

目に見えないものを否定しがちですが、人間の驕りの何ものでもないと思います。（すぐに宗教と結びつける方がおられますが、全く違います）

ご自身で心臓を、血流の流れを早くしたり遅くしたり、止めたり出来ますか？脳の神経、自律神経など自由にコントロールできますか？　内臓の動きを自由にコントロールできますか？　数えあげればほとんど自分で出来ることなどないのです。文章にすることにより真意が間違って伝わってしまうこともあると思います。実践により確認して頂けますので、お気軽にお越し頂ければと思います。

参考文献

『巨富を築く13の条件』ナポレオン・ヒル　きこ書房
『思考は現実化する』ナポレオン・ヒル　きこ書房
『自然が考える農業のお手本』飯島善行
『フリーエネルギー版 宇宙にたった1つの神様の仕組み』飯島秀行　ヒカルランド
『マーフィー　自分に奇跡を起こす心の法則　潜在能力は、それを信じる人には無限の富と成功を約束する』ジョゼフ・マーフィー　三笠書房
『究極の身体』他、高岡英夫
『生命の暗号』村上和雅　サンマーク出版
『そうだ絶対うまくいく』村上和雅　海竜社
『立腰体操』川上雄太
YouTube・アメブロその他web教材多数
『立腰トレーナー養成講座』腰の王子川上雄太
『腰プロ・剣術アカデミー・1Dayセミナー』腰の王子川上雄太

『魂の遺伝子コード』『最高の運を呼び込む鳳凰の法則』有里
その他武術系
『できない理由はその頑張りと努力にあった』甲野善紀
『ヒモトレ』小関勲

「ゆる活」体操

※ QR コードが重なって読み込みにくい時は他の QR コードの上に紙などを置いてやってみてください。

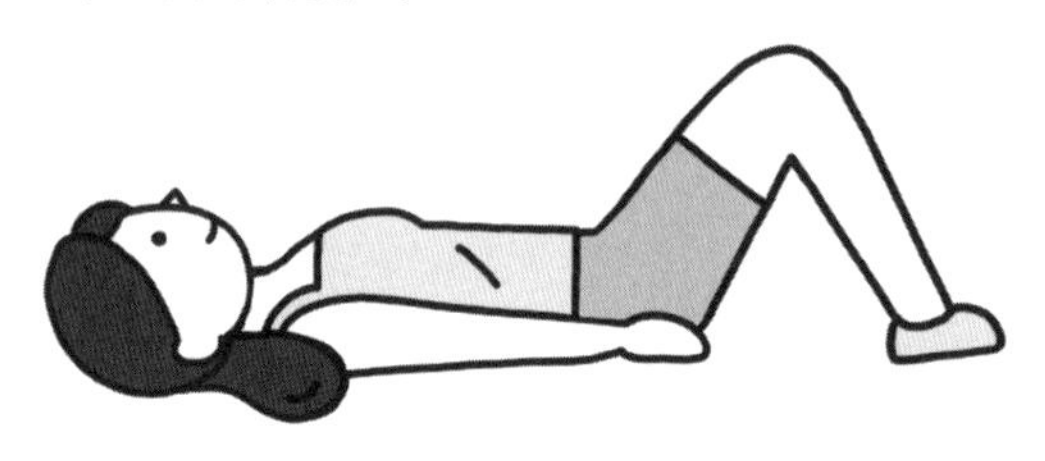

⑥(息吹体操)
肋骨、中丹田開発法

⑦(さすり運動)
人生を変える

⑧(脛骨こすり)
自分の脚でシッカリ
歩きたい人

立腰体操ＵＲＬ

動画で教える

番号順にこだわらず自由に楽しみながらやってみてください。

著者からのメッセージ

①(大腿骨はだいたいこのへん体操)
上部胸椎開発法

②(コマネチスリスリふわり体操)
もも裏、仙骨、上腕骨、肩甲骨、肋骨

③(おはようおやすみ体操)
身体開発万能メソッド

①②③は「3種の神器」

④(ここからクルン体操)
人間が変わる
胸ロク軟骨・肩甲骨・上腕骨・肋骨開発

⑤(ちょっと奥さん体操)
運動神経が書き換わる
腕振り、歩行が楽になる

長谷川 基裕（はせがわ もとひろ）

生死を彷徨う大病から復帰出来た経験から、復帰できた意味は何処にあるのか？

歩行困難な状態で病院に行っても、ゴッドハンドと言われる方の施術を受けても良い結果が出なかった意味は、何処にあるのか？

内観により身体的、精神的不調を問いかけることで、克服することができた経験から、心身の健康維持・増進に必要なもの、大切なものは何かを伝えるために広く活動する。

身体を「ゆるめる」ことで脳がゆるみ、その結果人生まで好転してくることを発見するとともに、腰の王子こと河上雄太氏の『立腰体操』、有里先生の『魂の遺伝子コード』との出会いで、さらに深く人間の心と身体の関係性を紐解き、身体をゆるめることによって人生まで変わっていくことを確信し『ゆる活』として広く提唱し活動している。

MI チューナー美容セラピスト、MI セラピスト
日本成人病予防協会認定健康管理士一般指導員・健康管理能力検定１級
メンタル心理カウンセラー、リンパセラピスト養成講師
悟眞法開発、BMB バランス療法ソフトタッチ療法開発
立腰トレーナー　立腰整体、魂の遺伝子コード鑑定士

BMB バランス療法士会
〒453-0016　愛知県名古屋市中村区竹橋町２-13　プラゼール４C
TEL:052-755-2462
URL：https://www.bmb-neiro.com

ゆる活

2024年１月13日　第一刷発行

著　者　長谷川 基裕

発行所　㈱三楽舎プロダクション
〒170-0005　東京都豊島区南大塚3－53－2
大塚タウンビル３階
電話 03-5957-7783　FAX 03-5957-7784

発売所　星雲社（共同出版社・流通責任出版社）
〒112-0005　東京都文京区水道1－3－30
電話 03-3868-3275　FAX 03-3868-6588

印刷所　創栄図書印刷
装　幀　Yanari
DTP 制作　CAPS

ISBN978-4-434-33377-4　C0095

三楽舎プロダクションの目指すもの

三楽舎という名称は孟子の尽心篇にある「君子に三楽あり」という言葉に由来しています。

孟子の三楽の一つ目は父母がそろって健在で兄弟に事故がないこと、二つ目は自らを省みて天地に恥じることがないこと、そして三つ目は天下の英才を集めて若い人を教育することと謳われています。

この考えが三楽舎プロダクションの根本の設立理念となっています。

生涯学習が叫ばれ、社会は少子化、高齢化さらに既存の知識が陳腐化していき、われわれはますます生きていくために、また自らの生涯を愉しむためにさまざまな知識を必要としています。

この知識こそ、真っ暗な中でひとり歩まなければならない人々の前を照らし、導き、激励をともなった勇気を与えるものであり、殺風景にならないように日々の時間を彩るお相手であると思います。

そして、それらはいずれも人間の経験という原資から繭のごとく紡ぎ出されるものであり、そうした人から人への経験の伝授こそ社会を発展させてきた、そしてこれからも社会を導いていくものなのです。

三楽舎プロダクションはこうしたなかにあり、人から人への知識・経験の媒介に関わり、社会の発展と人々の人生時間の充実に寄与するべく活動してまいりたいと思います。

どうぞよろしくご支援賜りますようお願い申しあげます。

三楽舎プロダクション一同